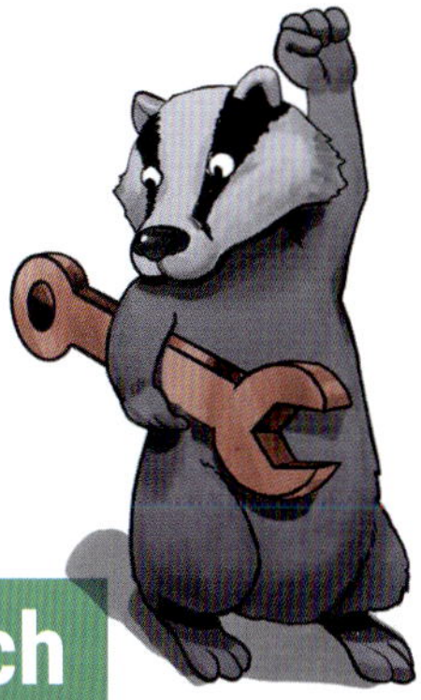

# TOP100 Arbeitsbuch
## Innere und Neuro

1. Auflage
Stand Juli 2020

Printed in Germany
Gereift unter der Sonne Freiburgs
ISBN 978-3-946486-84-8

# Gastroenterologie



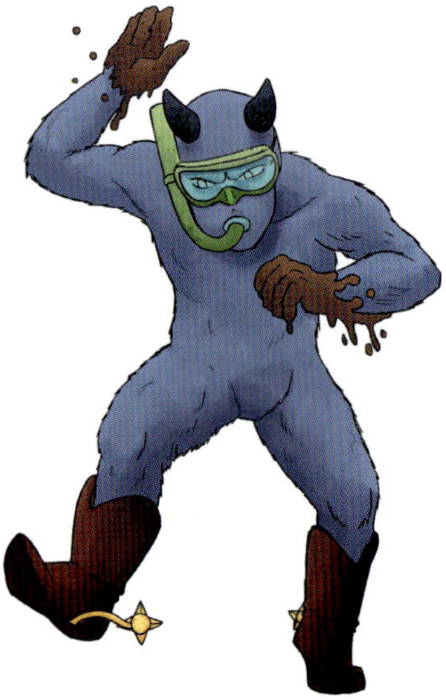

# Pulmonologie



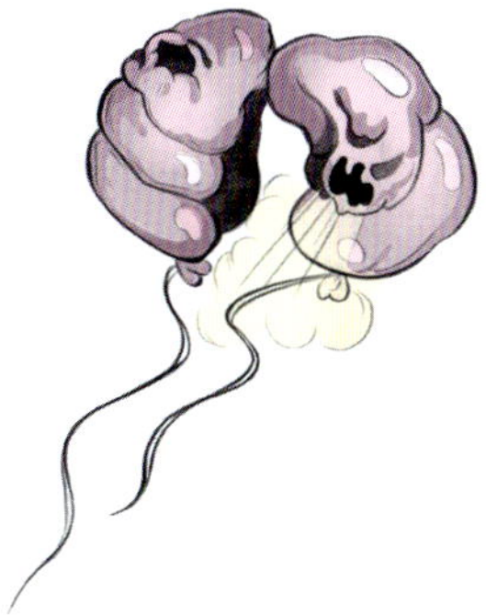

# Rheumatologie



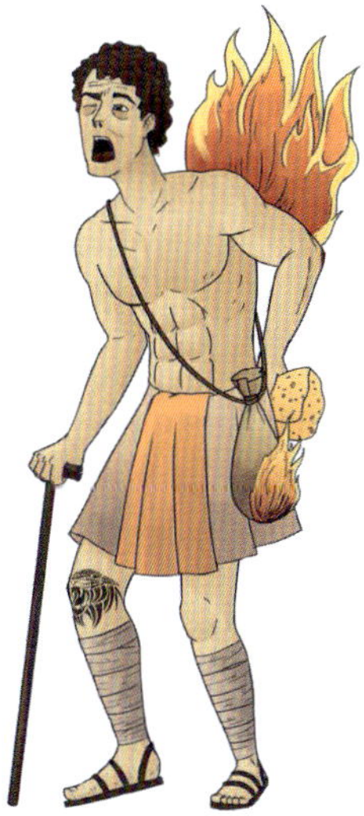

# Hämatoonkologie



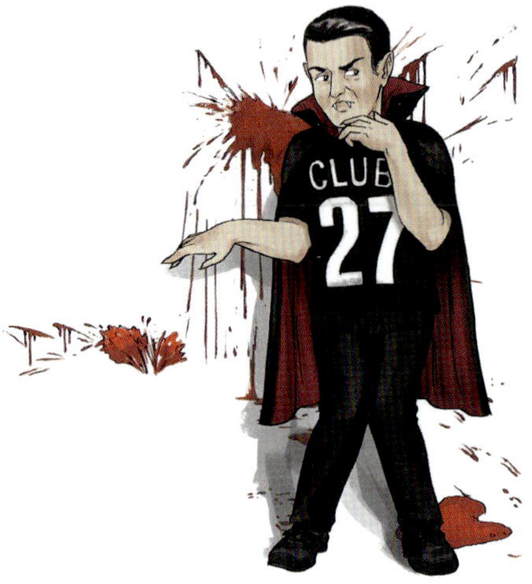


# Kardiologie



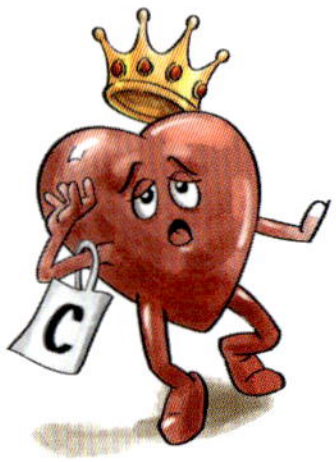


# Nephrologie



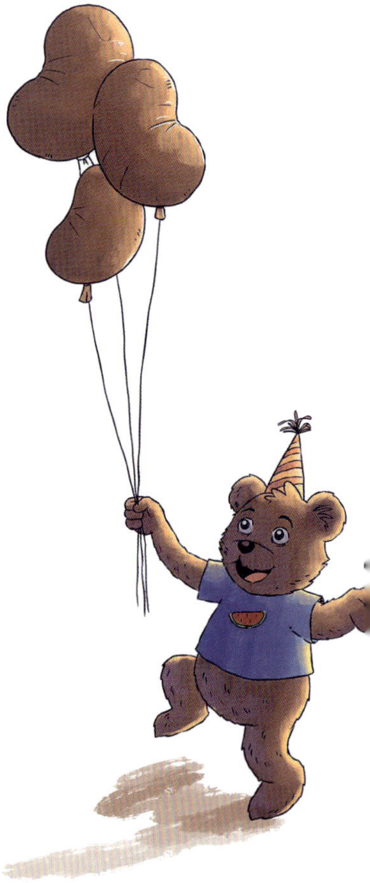

# Endokrinologie



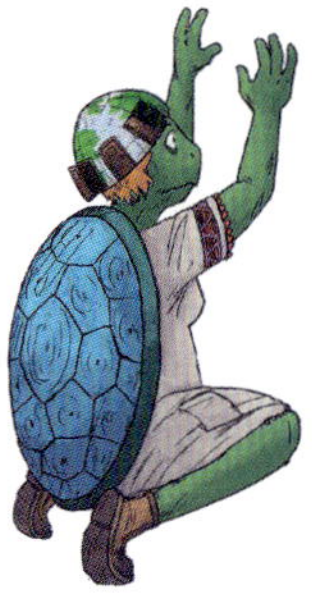

# Onkologie



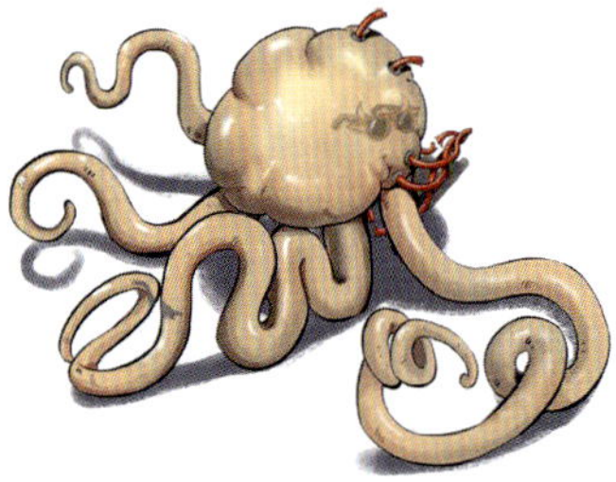

## Anfallsleiden



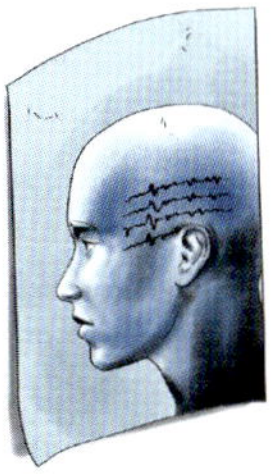

## Bewegungs- und Koordinationsstörungen



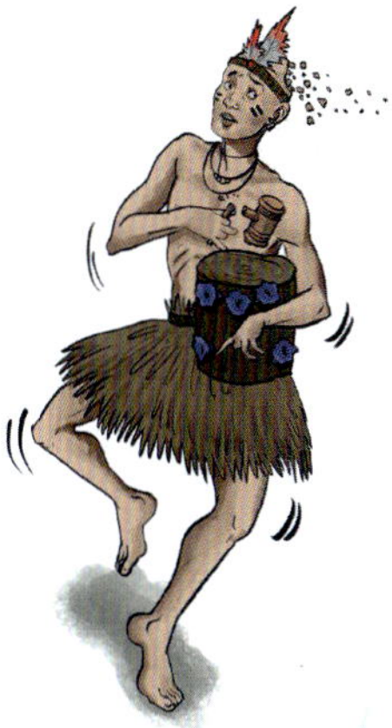

## Erkrankungen von Muskel und Nerv



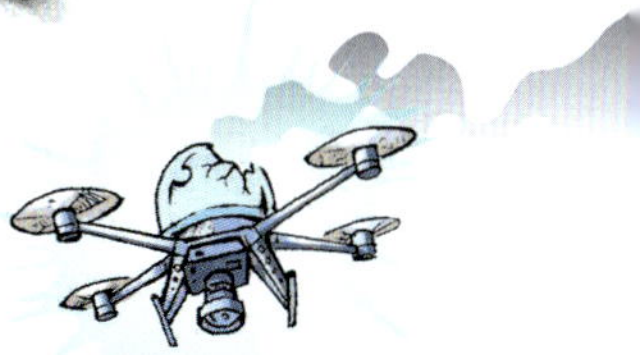

## Neurologische Infektionserkrankungen



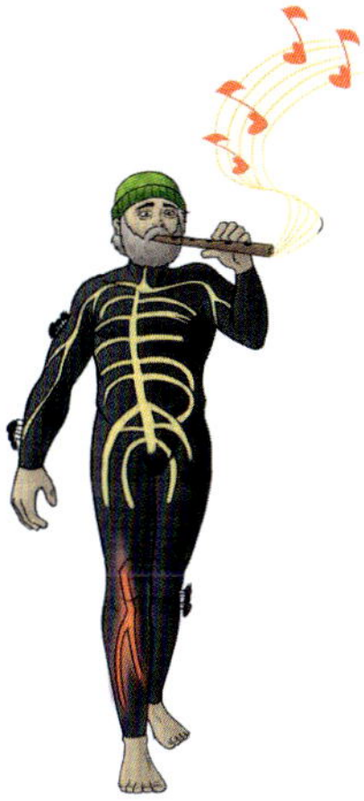

## Weitere



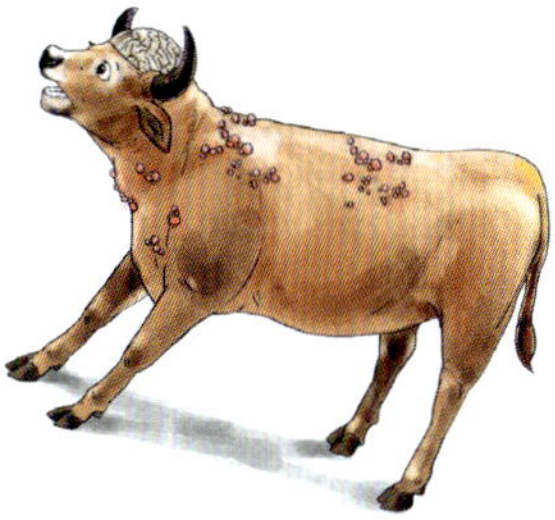

# A bis Z

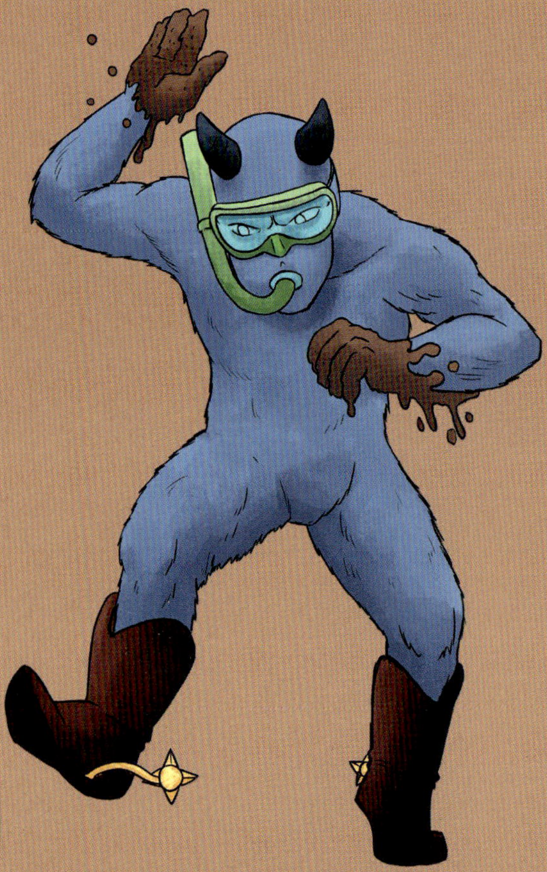

# Gastroenterologie

# Helicobacter pylori

## Der Helikopter-Pilot

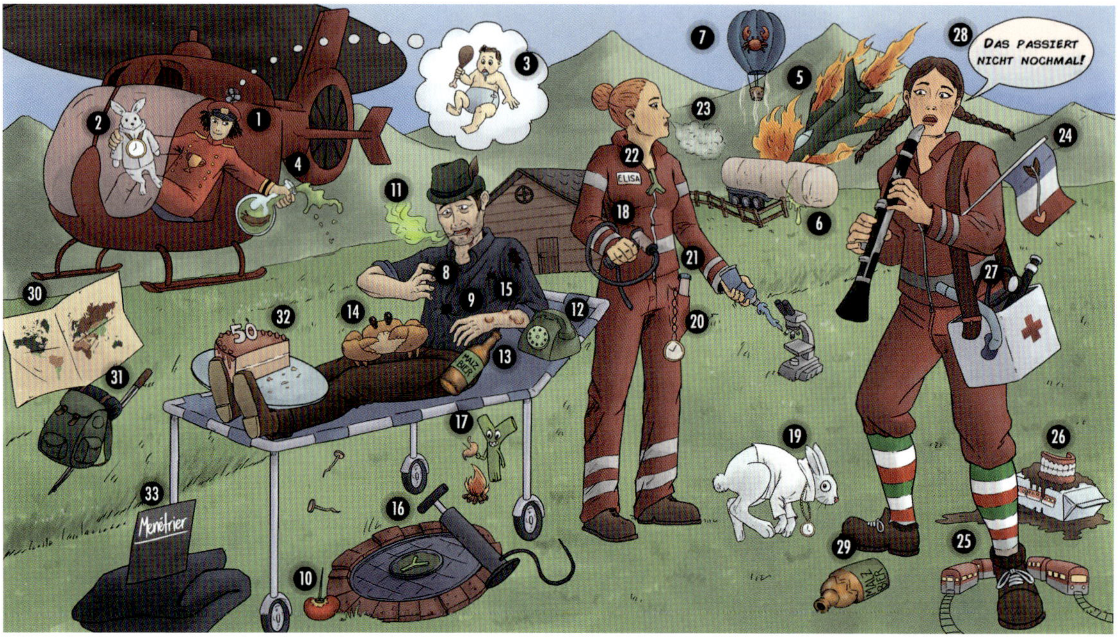

1

2

3

4

5

6

7

8

9

10

11

12

13

14

15

16

17

1/2

# Helicobacter pylori

## DER HELIKOPTER-PILOT

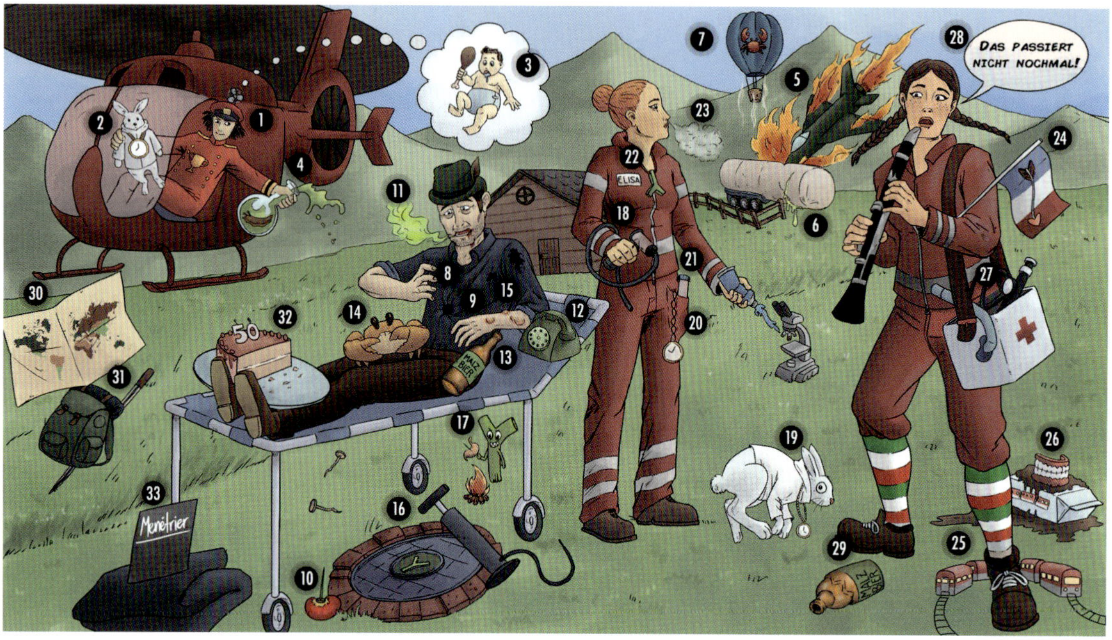

18

19

20

21

22

23

24

25

26

27

28

29

30

31

32

33

# **Amöbiasis** Entamoeba histolytica

## Auf zur Amöbenjagd im Ententeich

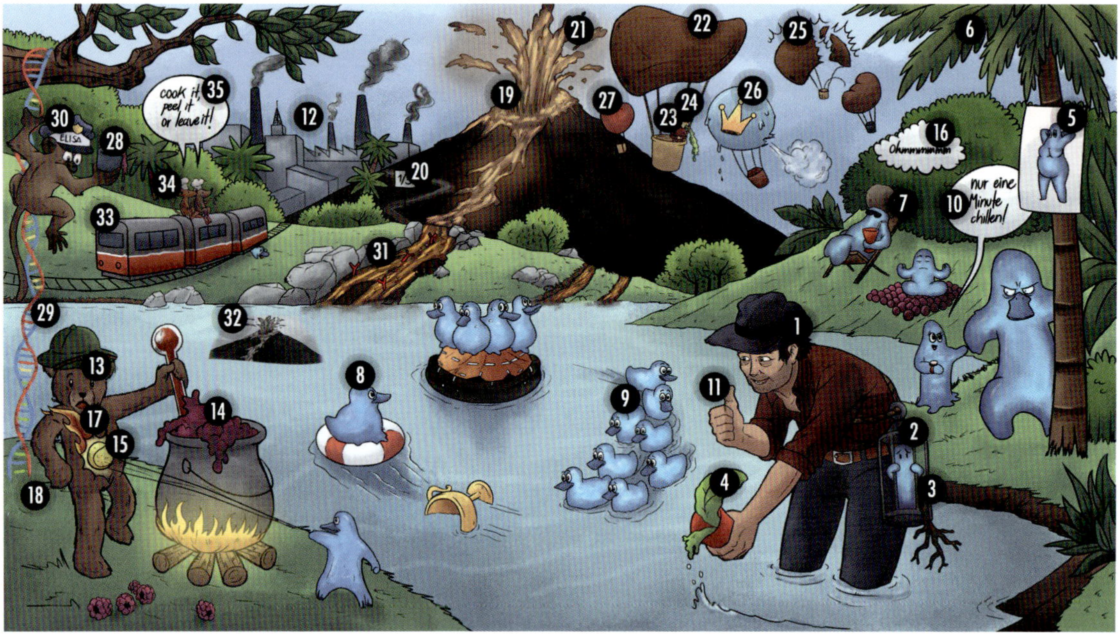

1

2

3

4

5

6

7

8

9

10

11

12

13

14

15

16

17

18

1/2

# **Amöbiasis** Entamoeba histolytica

## Auf zur Amöbenjagd im Ententeich

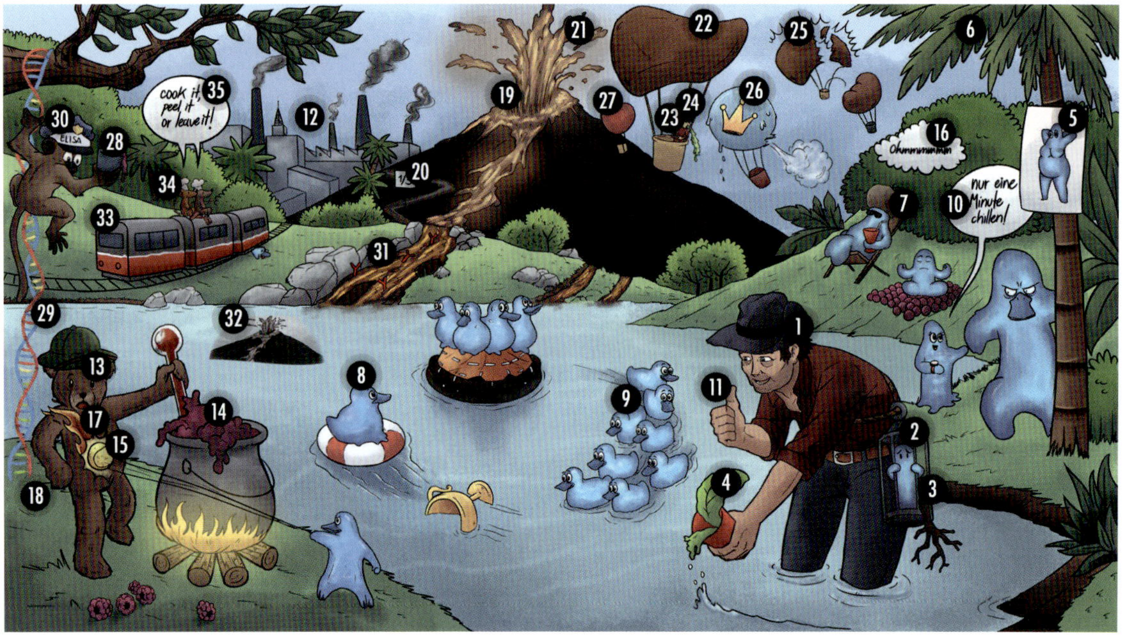

19

20

21

22

23

24

25

26

27

28

29

30

31

32

33

34

35

# Campylobacter enteritis

## FAMILIE BÄCKER MACHT CAMPING

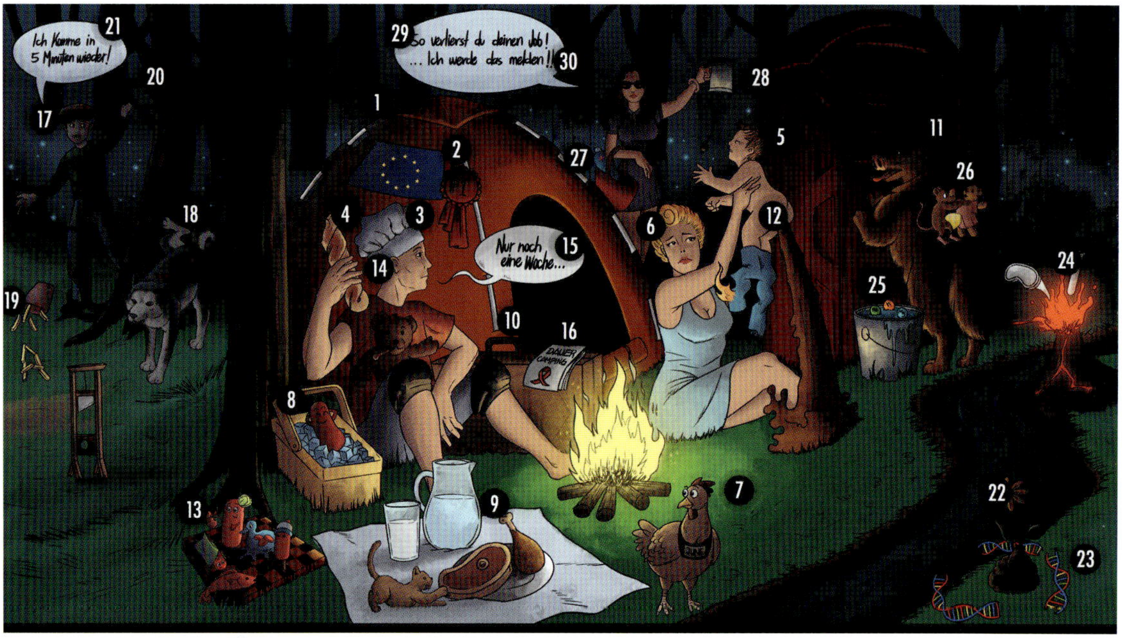


**1**

**2**

**3**

**4**

**5**

**6**

7

8

9

10

11

12

13

14

15

16

17

18

19

20

21

22

23

24

25

26

27

28

29

30

# Cholera

## Kohle-Ära – Aufstand im Urwald

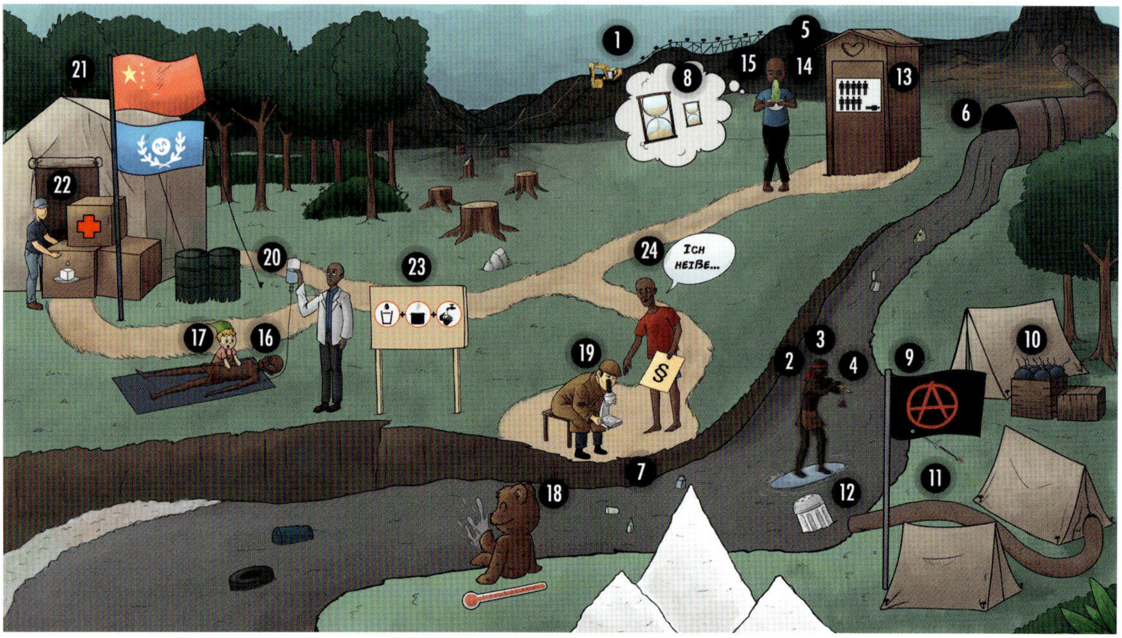


1

2

3

4

5

6

7

8

9

10

11

12

13

14

15

16

17

18

19

20

21

22

23

24

# **Colitis ulcerosa** Klinik

## KOHLINE IN ULTRA-ROSA

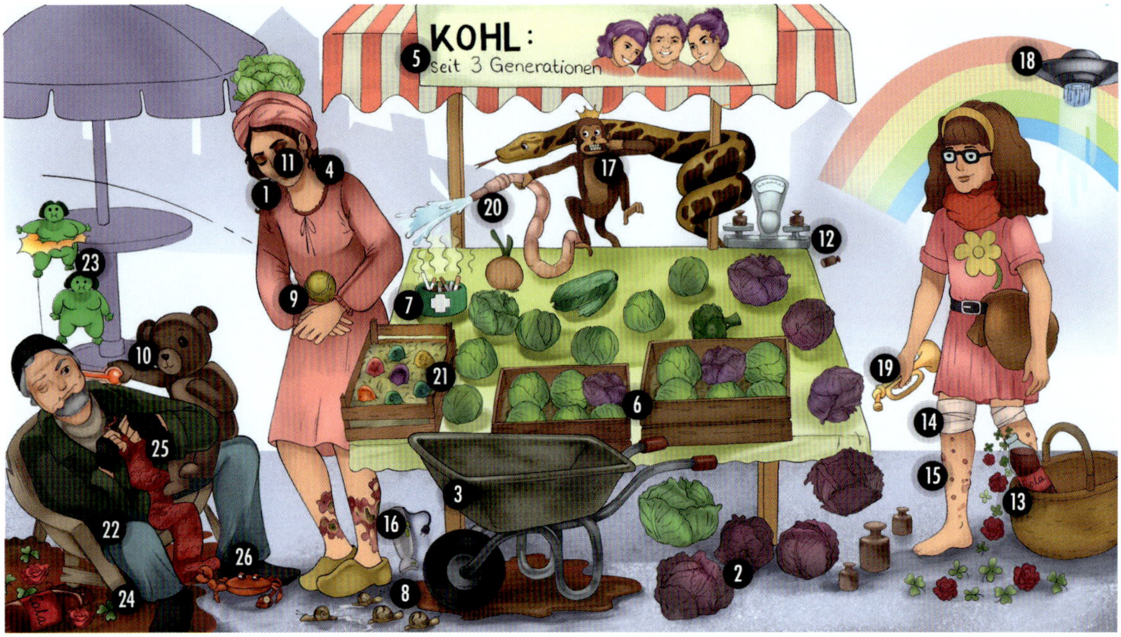


**1**

**2**

**3**

**4**

**5**

6

7

8

9

10

11

12

13

14

15

16

17

18

19

20

21

22

23

24

25

26

# **Colitis ulcerosa** Diagnostik & Therapie

## Kohlines Versuch sich auszukurieren

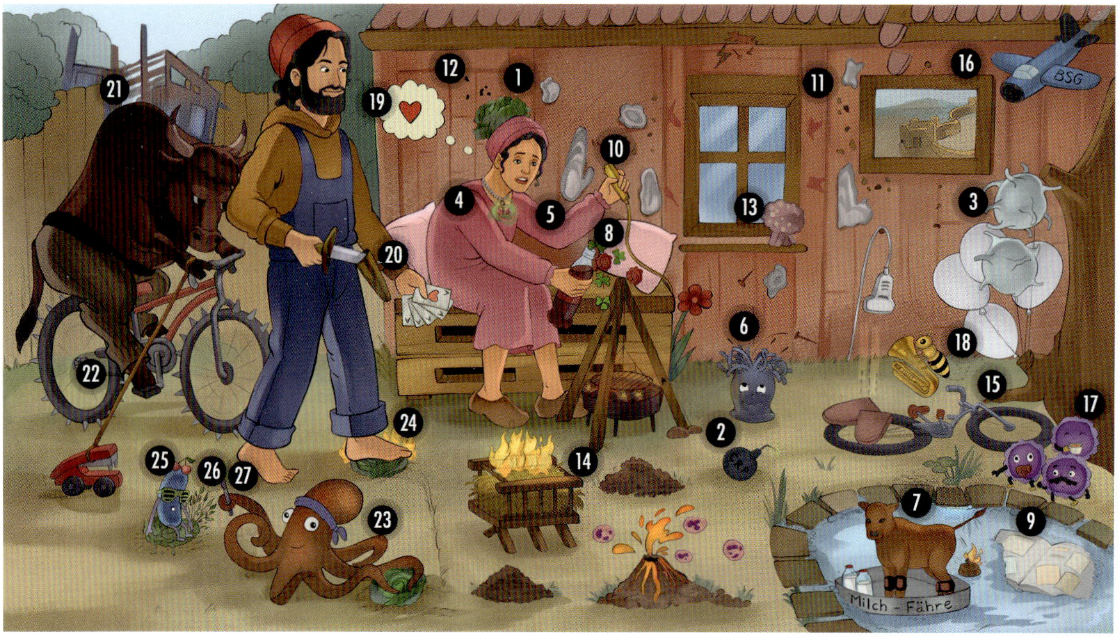


**1**

**2**

**3**

**4**

**5**

**6**

7

8

9

10

11

12

13

14

15

16

17

18

19

20

21

22

23

24

25

26

27

# Divertikulose & Divertikulitis

## Nichts in Butter auf dem Kutter

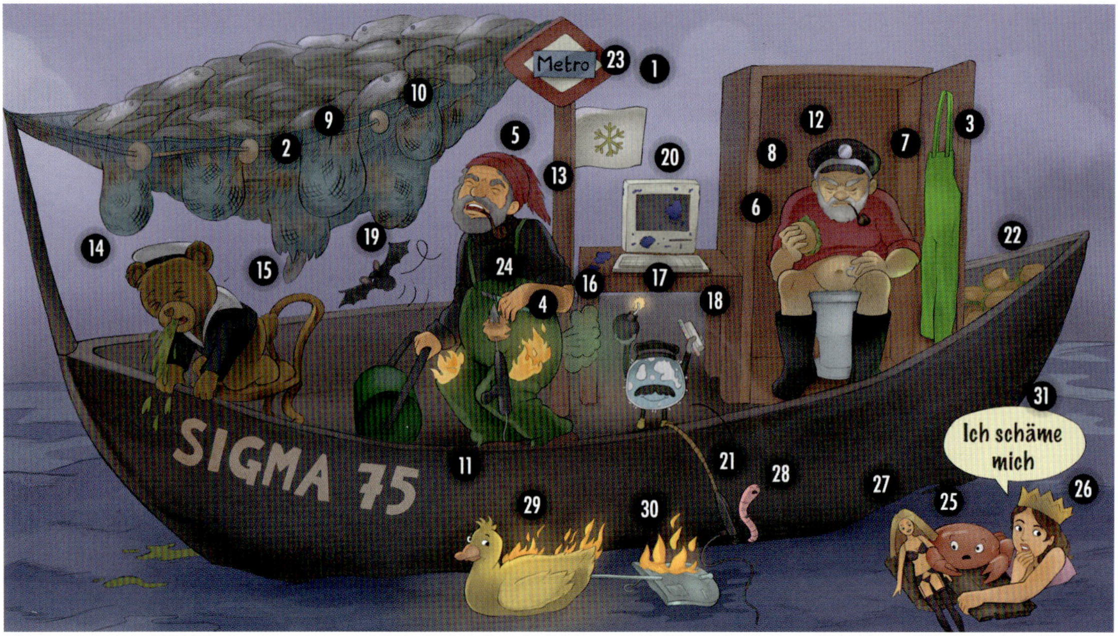


1

2

3

4

5

6

7

8

9

10

11

12

13

14

15

16

17

18

19

20

21

22

23

24

25

26

27

28

29

30

31

# **Echinokokkose** Fuchs- Hunde- & Fischbandwurm

ECHO IM WALD: FUCHS, HUND & FISCH

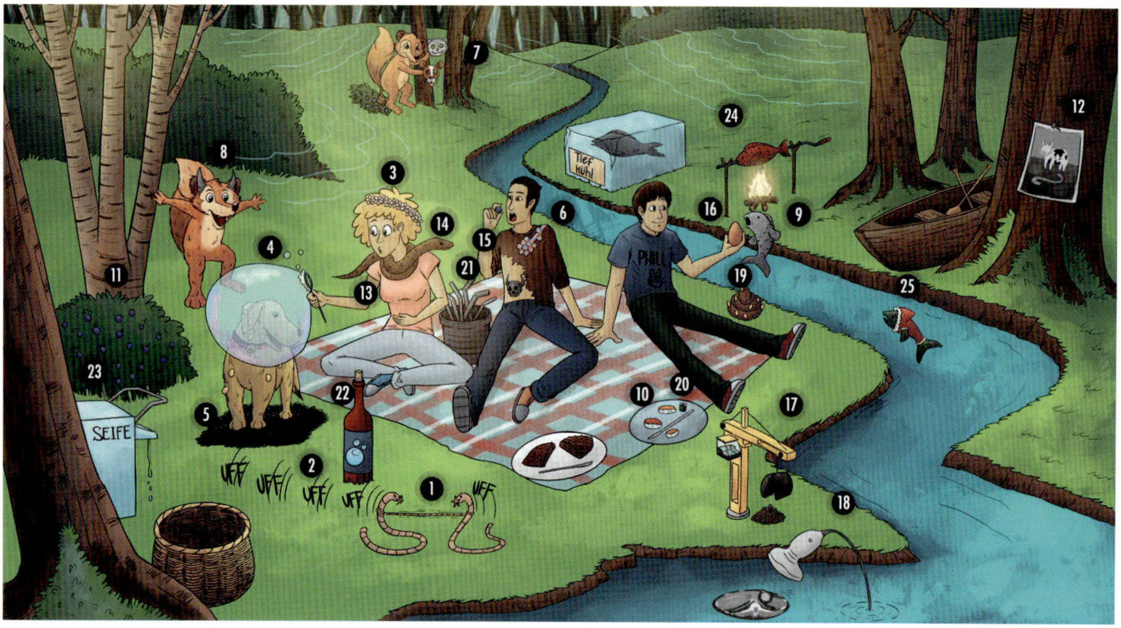


1

2

3

4

5

6

7

8

9

10

11

12

13

14

15

16

17

18

19

20

21

22

23

24

25

# **Escherichia coli** E. Coli

## Die elektronischen Kolibris durchfliegen den Spielzeugladen

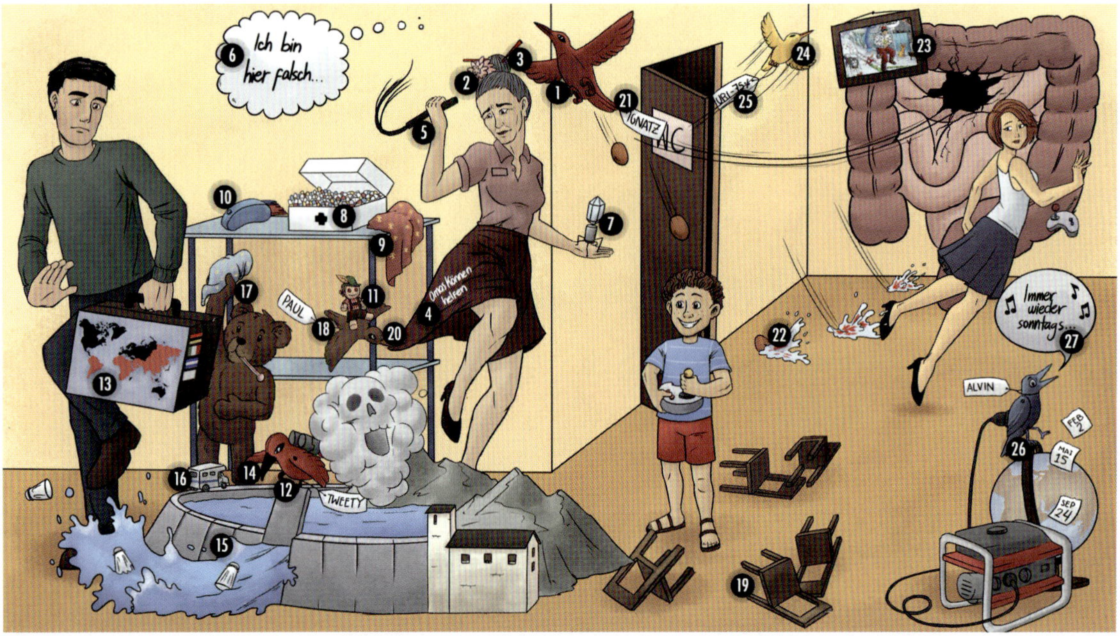


1

2

3

4

5

6

7

8

9

10

11

12

13

14

15

16

17

18

19

20

21

22

23

24

25

26

27

# **Escherichia coli** EHEC & HUS

## Der elektrische Kolibri und der Husky

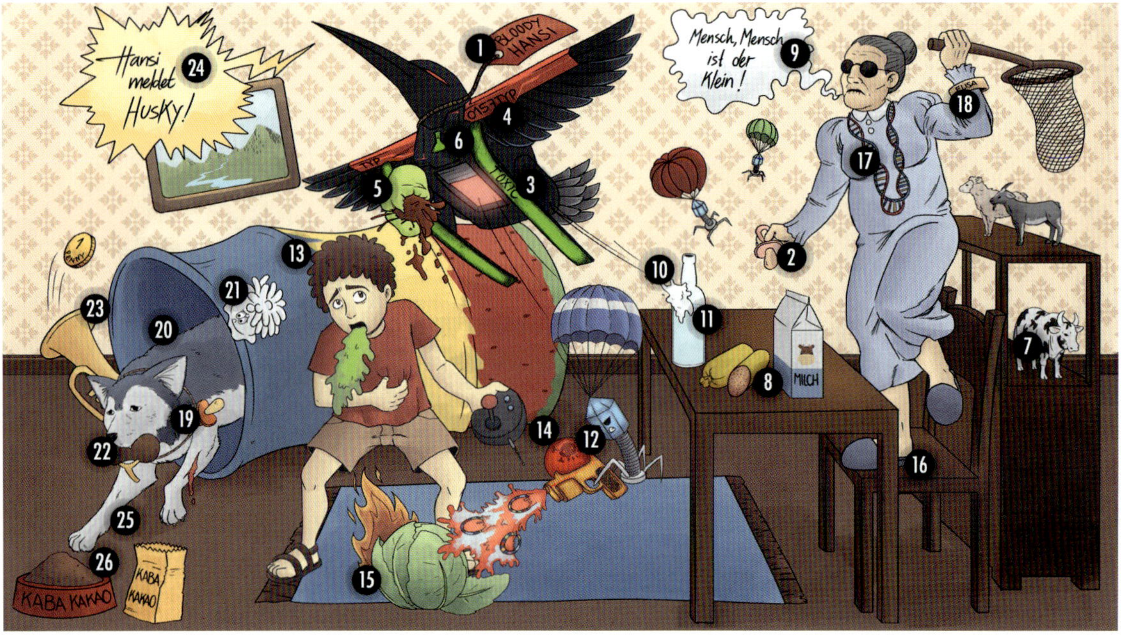


**1**

**2**

**3**

**4**

**5**

**6**

7

8

9

10

11

12

13

14

15

16

17

18

19

20

21

22

23

24

25

26

# **Giardiasis** Lambliasis

## DIE LÄMMER IM TROPENHAUS

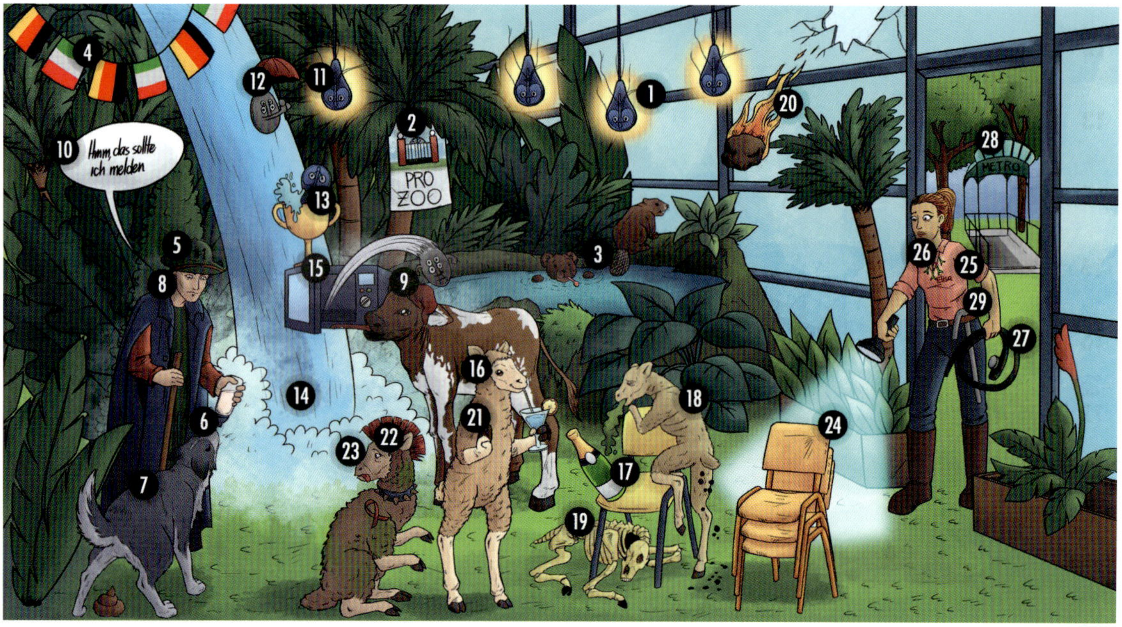


**1**

**2**

**3**

**4**

**5**

**6**

7

8

9

10

11

12

13

14

15

16

17

18

19

20

21

22

23

24

25

26

27

28

29

# **Morbus Crohn** Klinik

## Krönchen

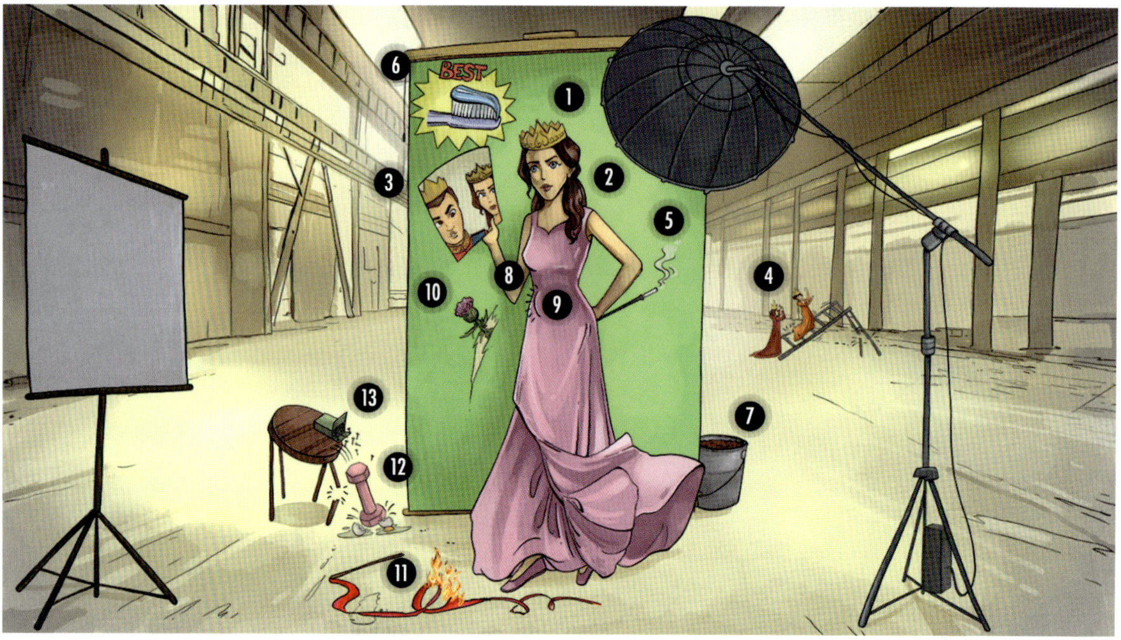

1

2

3

4

5

6

7

8

9

10

11

12

13

# **Morbus Crohn** weitere Klinik & Diagnostik

KRÖNCHEN

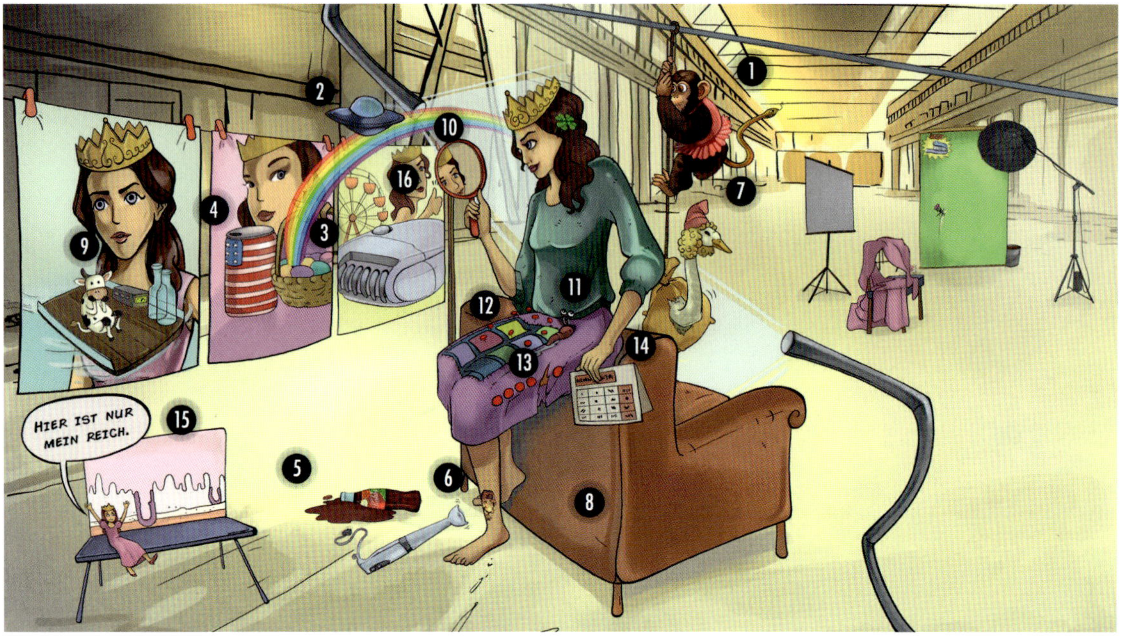

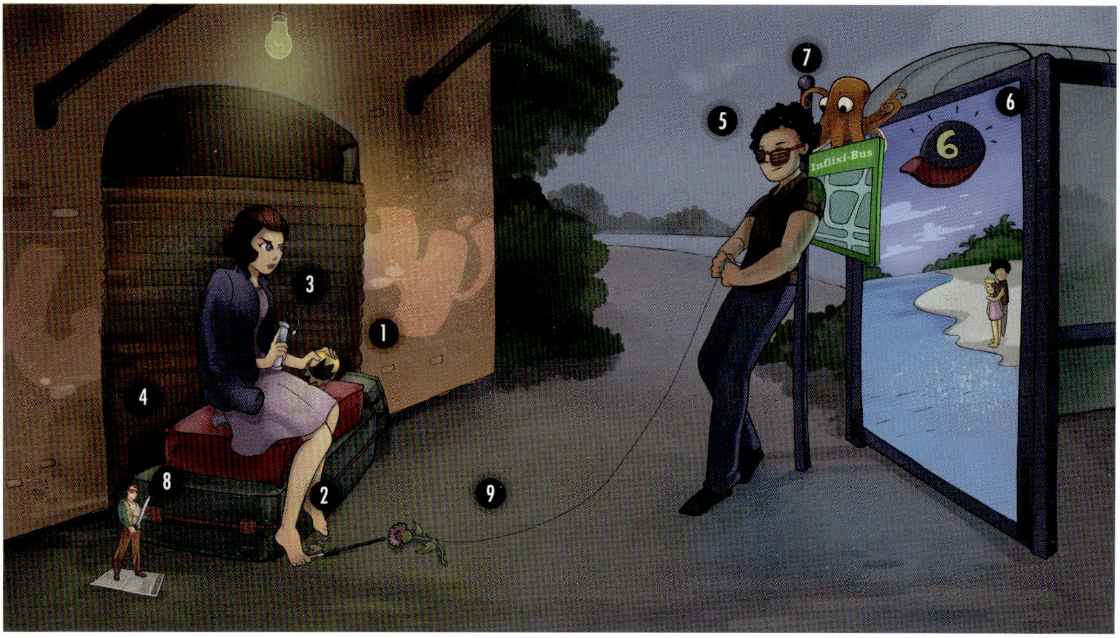
1
2
3
4
5
6
7
8
9
Inflixi-Bus
6

1

2

3

4

5

6

7

8

9

# Morbus Whipple

Der Wipp-Weltmeister auf der Wippe

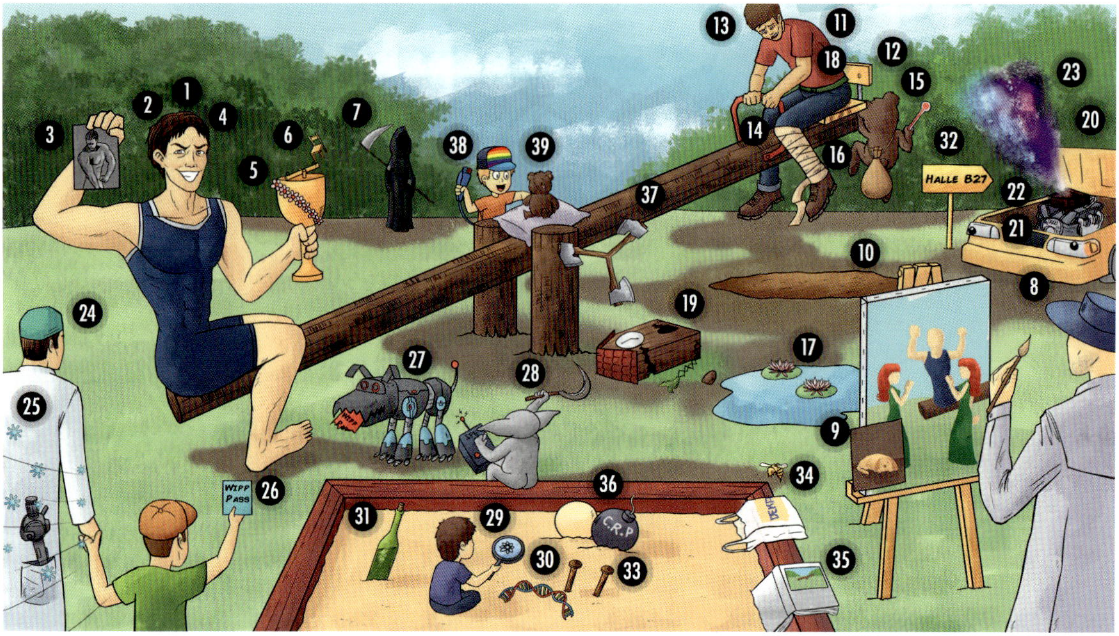

1

2

3

4

5

6

7

8

9

10

11

12

13

14

15

16

17

18

19

1/2

# Morbus Whipple

Der Wipp-Weltmeister auf der Wippe

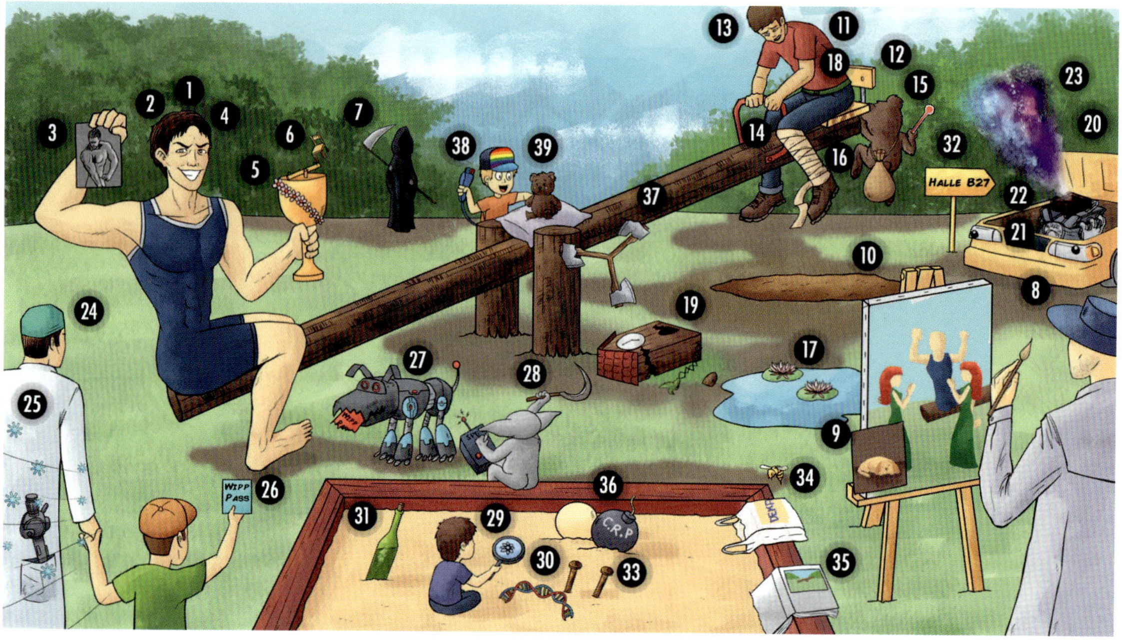

20

21

22

23

24

25

26

27

28

29

30

31

32

33

34

35

36

37

38

39

# Norovirus

NO BRO!

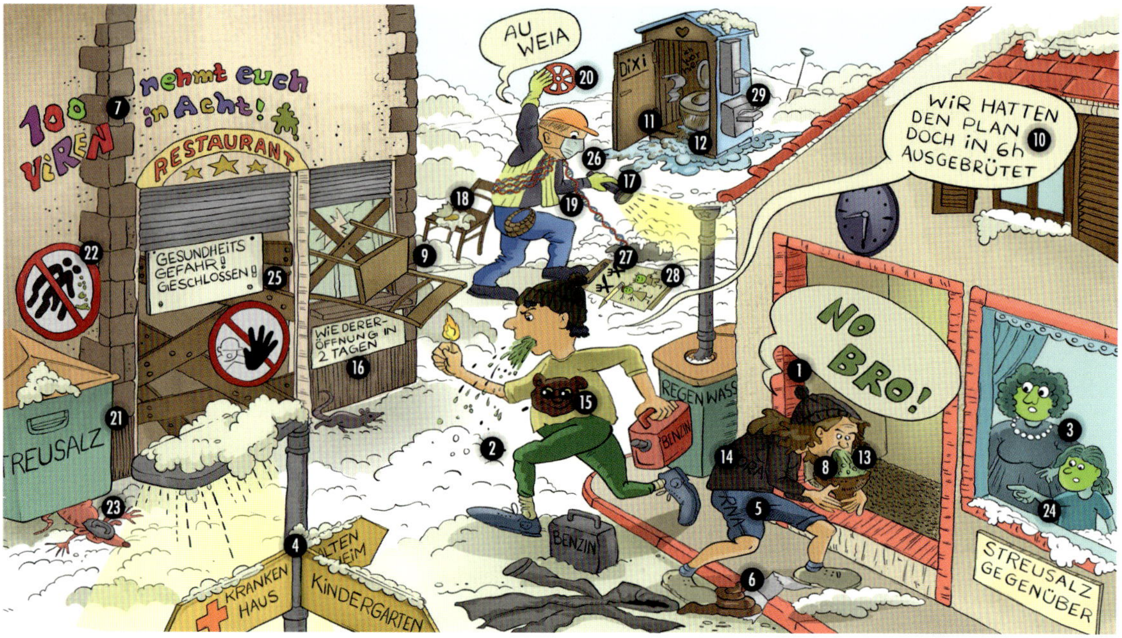


1

2

3

4

5

6

7

8

9

10

11

12

13

14

15

16

17

18

19

20

21

22

23

24

25

26

27

28

29

# **Salmonellose** Salmonellengastroenteritis

## LEBENSMITTELSKANDAL IM FISCHRESTAURANT „HAPPY SALMON"

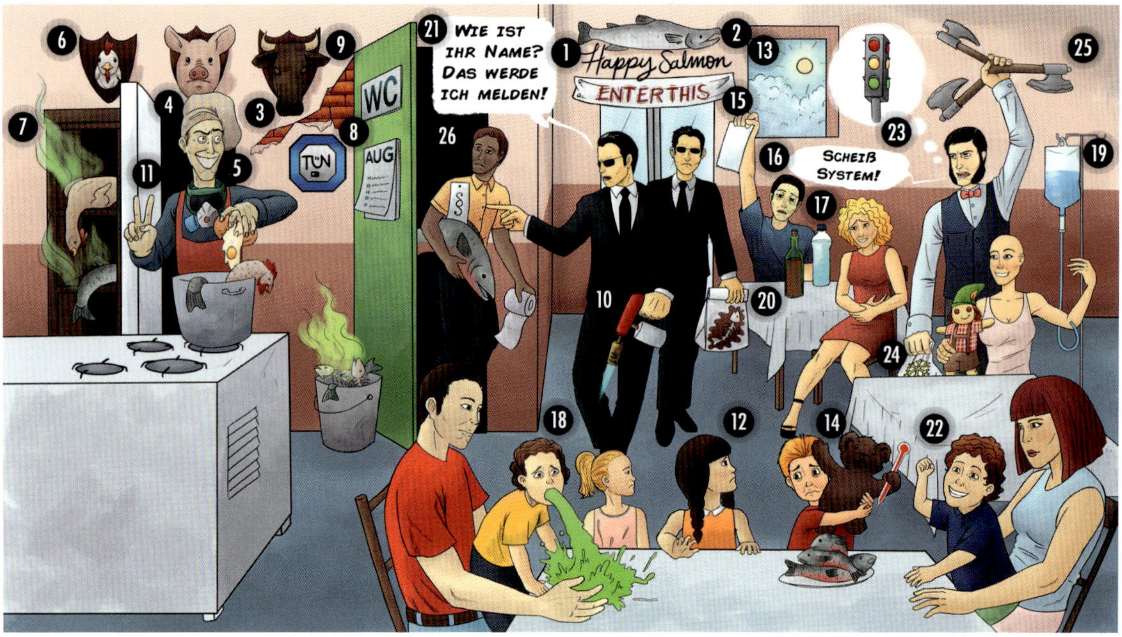


**1**

**2**

**3**

**4**

**5**

**6**

7

8

9

10

11

12

13

14

15

16

17

18

19

20

21

22

23

24

25

26

# **Yersiniose** Yersinia enterocolitica

YEAH ENTER!

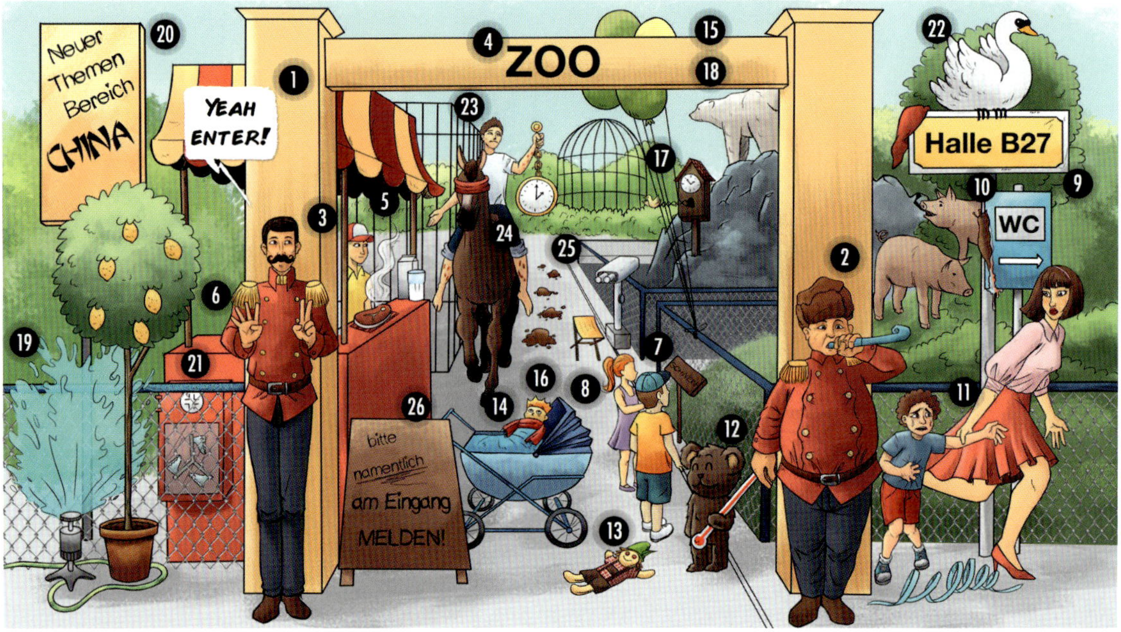


**1**

**2**

**3**

**4**

**5**

**6**

7

8

9

10

11

12

13

14

15

16

17

18

19

20

21

22

23

24

25

26

# Shigellose

## Der Ski ist Lose

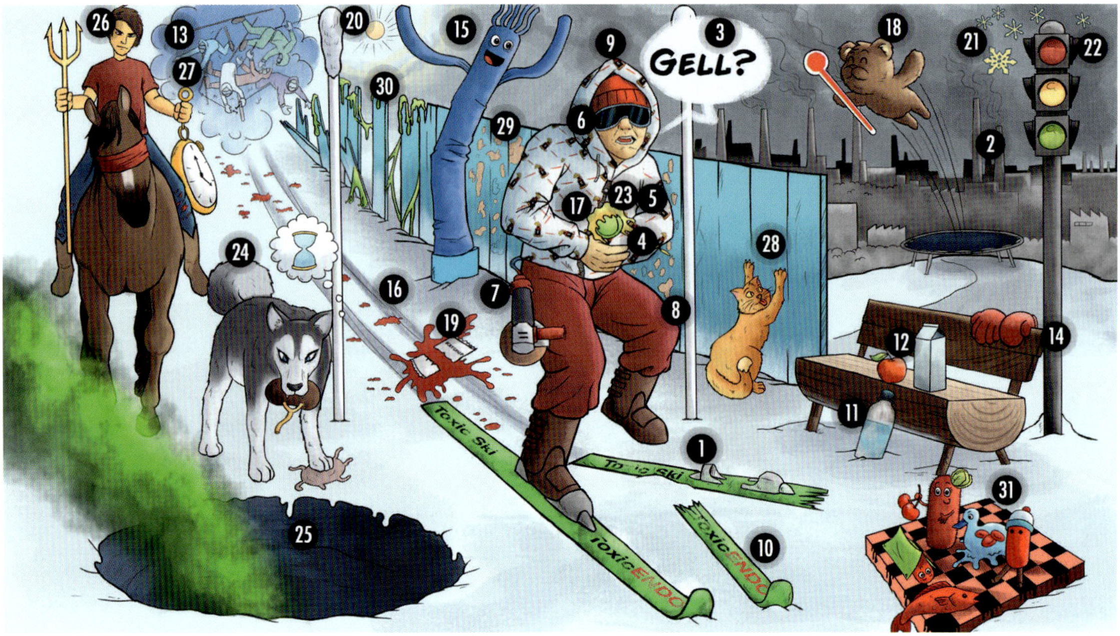


1

2

3

4

5

6

7

8

9

10

11

12

13

14

15

16

17

18

19

20

21

22

23

24

25

26

27

28

29

30

31

# Zöliakie

## Der Zöllner auf Knien

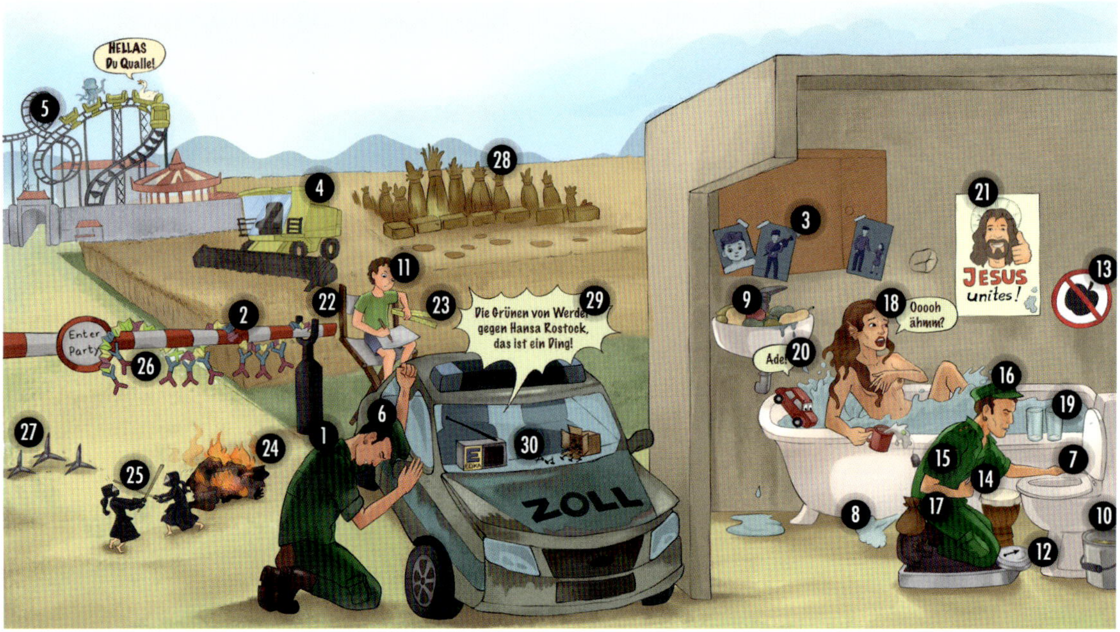


**1**

**2**

**3**

**4**

**5**

**6**

7

8

9

10

11

12

13

14

15

16

17

18

19

20

21

22

23

24

25

26

27

28

29

30

# Hämochromatose

## HERR THOMA´ NÄGEL SIND LOSE

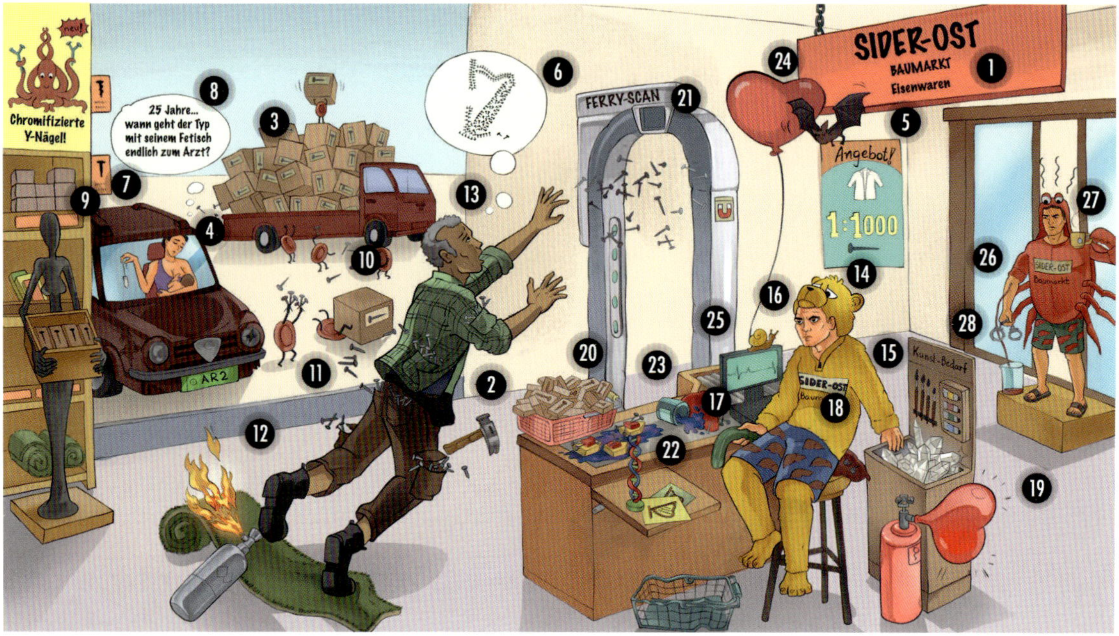


1

2

3

4

5

6

7

8

9

10

11

12

13

14

15

16

17

18

19

20

21

22

23

24

25

26

27

28

# Hepatitiden Pathohistologie Virushepatitis

## Szene auf dem Zeltplatz

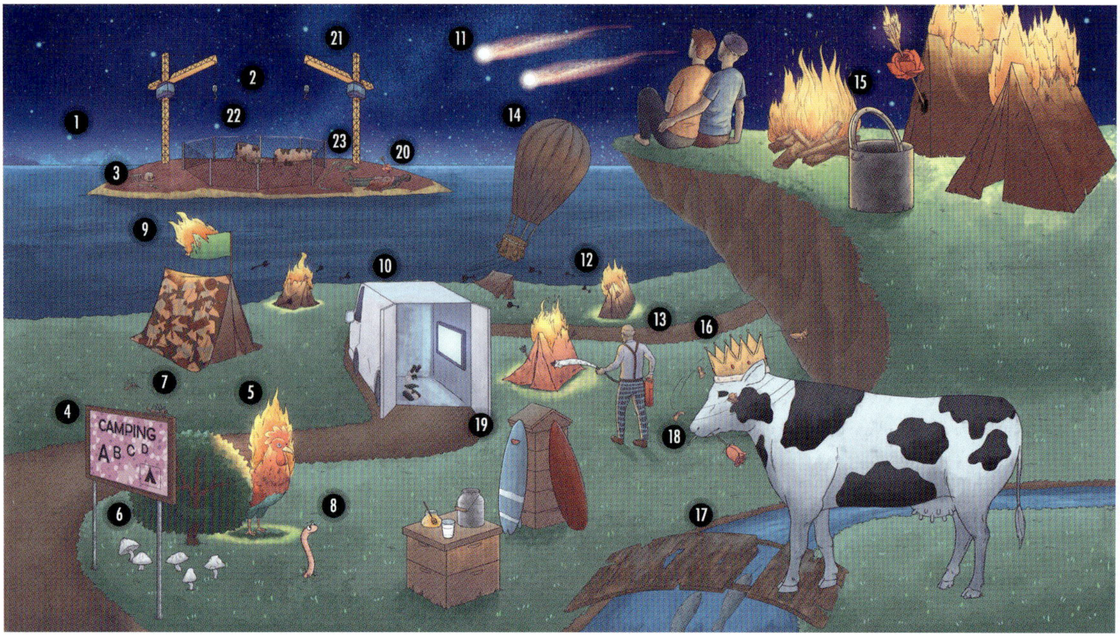


**1**

**2**

**3**

**4**

**5**

6

7

8

9

10

11

12

13

14

15

16

17

18

19

20

21

22

23

# **Hepatitis A** HAV

## PÄRCHEN IN DER "HAV-ANNA"-BAR

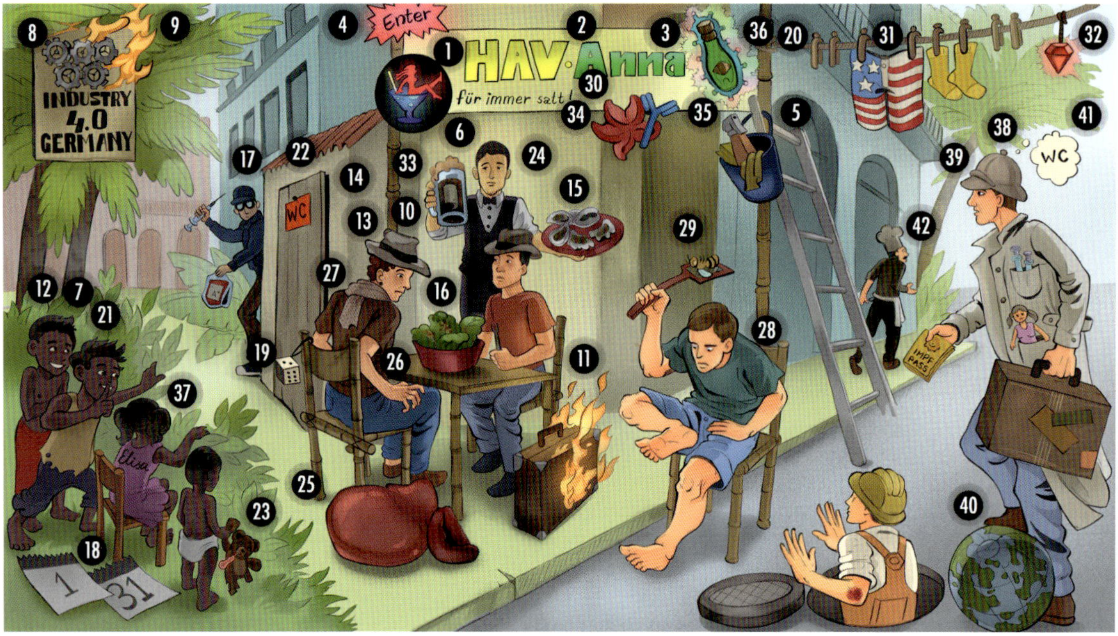

# **Hepatitis A** HAV

## PÄRCHEN IN DER "HAV-ANNA"-BAR

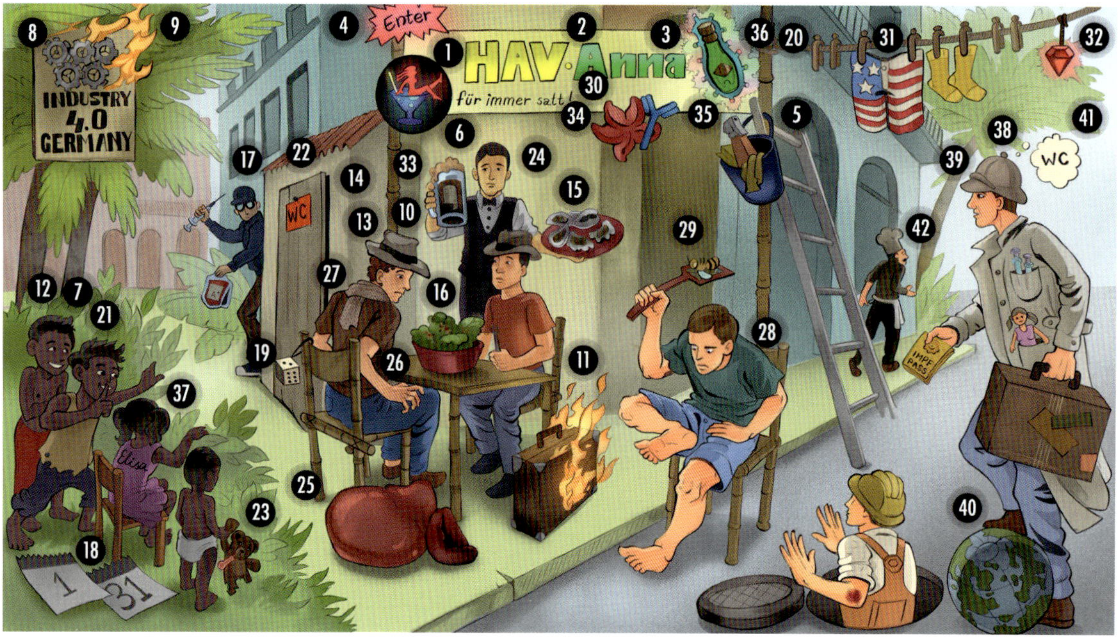

22

23

24

25

26

27

28

29

30

31

32

33

34

35

36

37

38

39

40

41

42

# **Hepatitis B** HBV: Erreger, Infektion & Klinik

PÄRCHEN AUF DEM WEG IN DEN SURFURLAUB

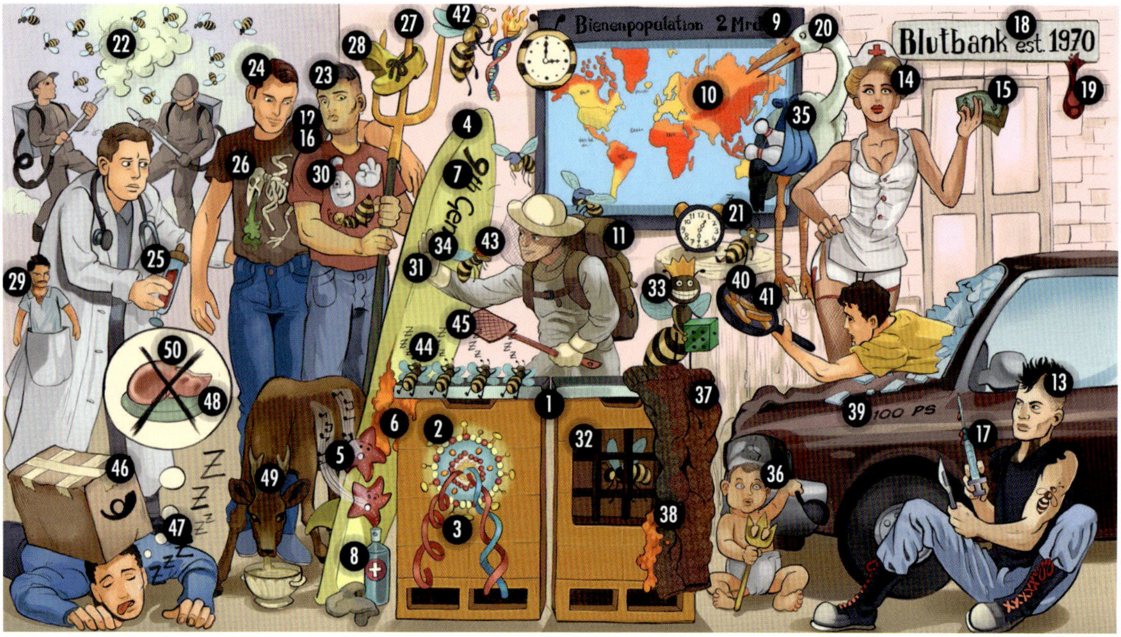


1

2

3

4

5

6

7

8

9

10

11

12

13

14

15

16

17

18

19

20

21

22

23

24

25

26

27

28

1/2

# **Hepatitis B** HBV: Erreger, Infektion & Klinik

PÄRCHEN AUF DEM WEG IN DEN SURFURLAUB

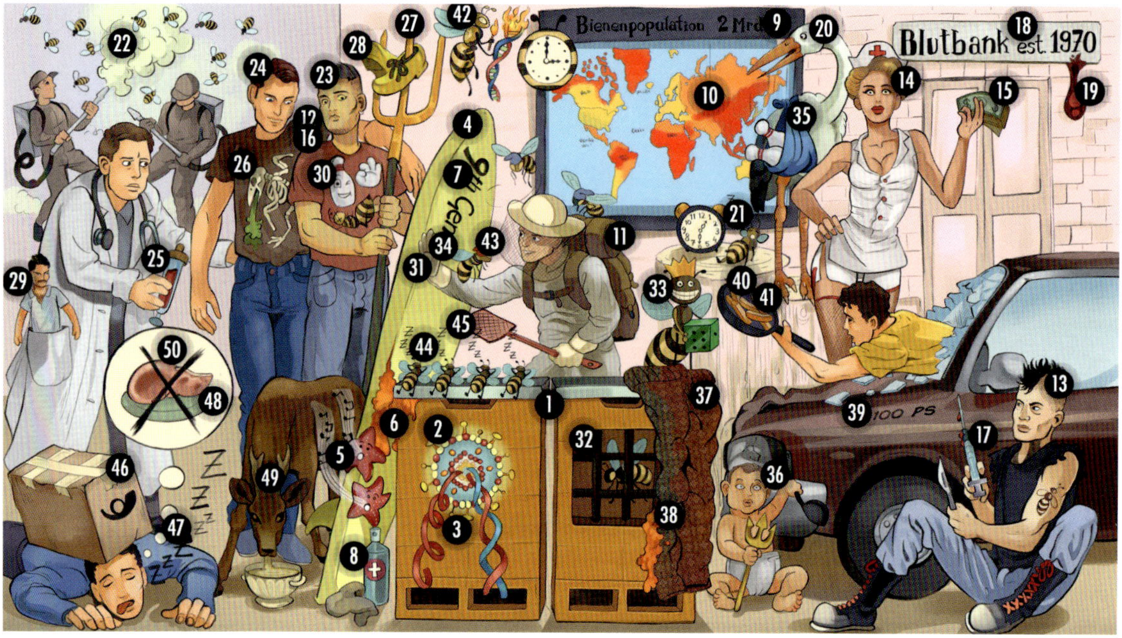

29

30

31

32

33

34

35

36

37

38

39

40

41

42

43

44

45

46

47

48

49

50

# **Hepatitis B** HBV: Diagnostik & Serologie

PÄRCHEN IM SURFURLAUB

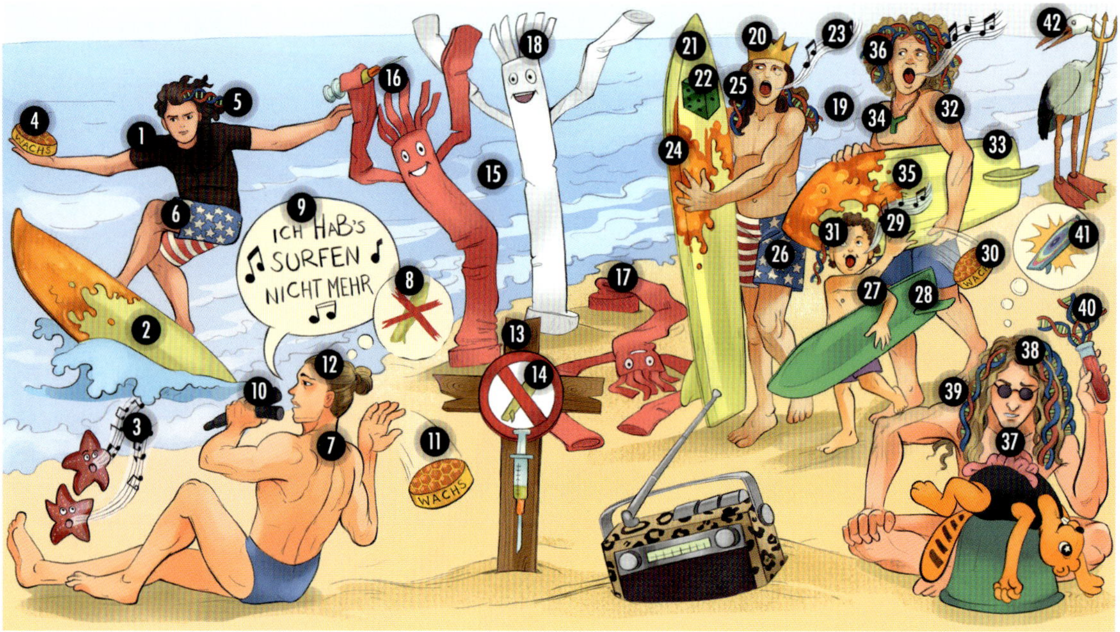

1/2

# **Hepatitis B** HBV: Diagnostik & Serologie

PÄRCHEN IM SURFURLAUB

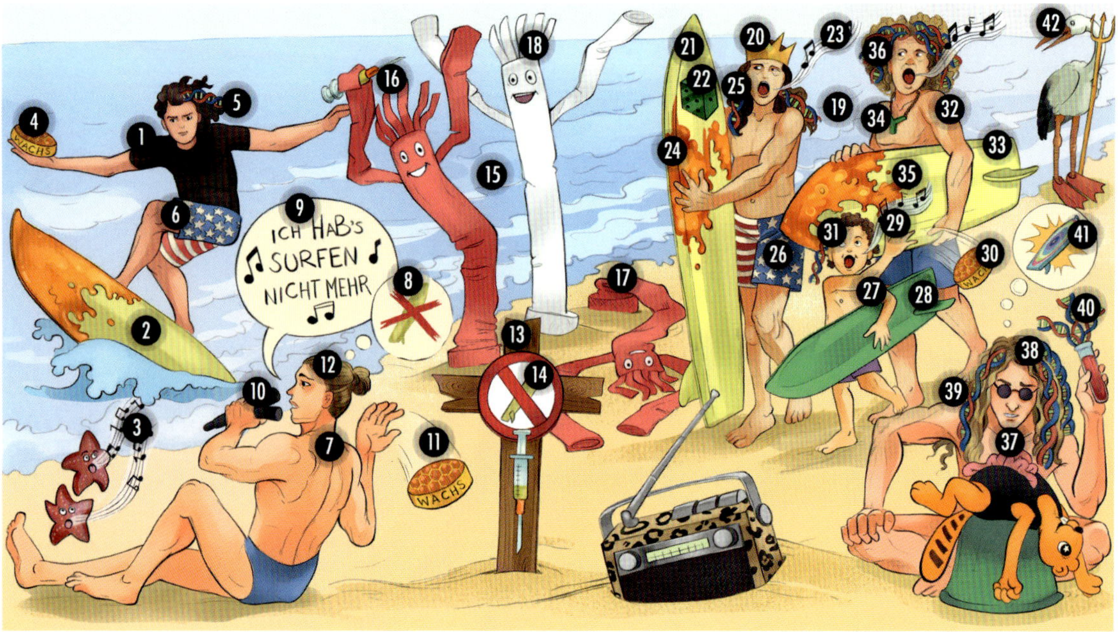

**22**

**23**

**24**

**25**

**26**

**27**

**28**

**29**

**30**

**31**

**32**

**33**

**34**

**35**

**36**

**37**

**38**

**39**

**40**

**41**

**42**

# **Hepatitis B** HBV: Therapie

## Das Surf-Pärchen und die Inder am Telefon

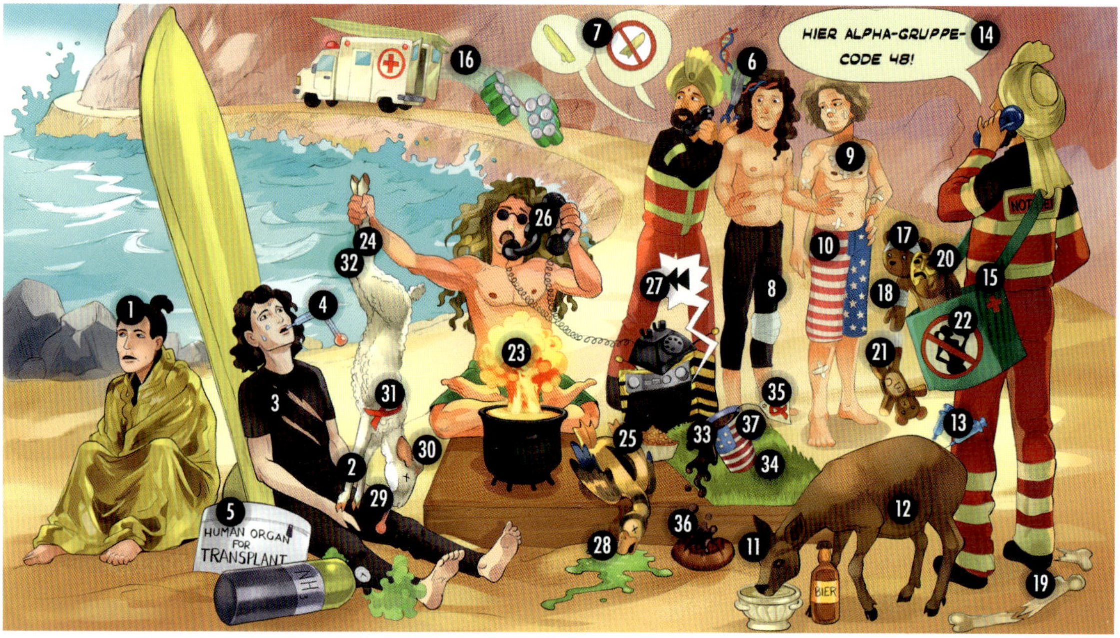

# **Hepatitis B** HBV: Therapie

Das Surf-Pärchen und die Inder am Telefon

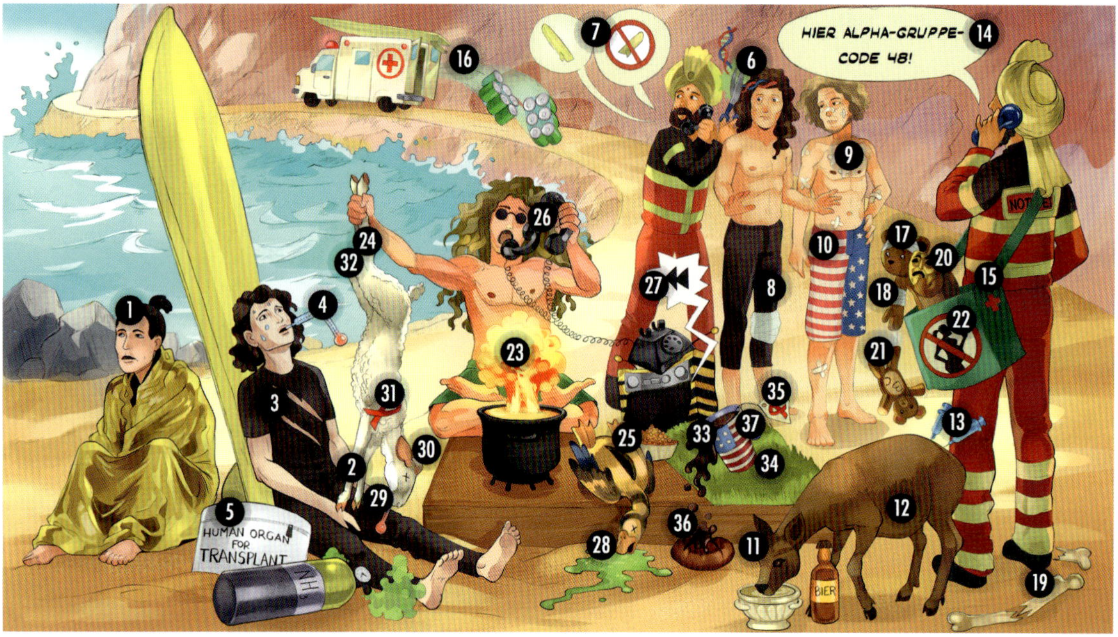

19

20

21

22

23

24

25

26

27

28

29

30

31

32

33

34

35

36

37

# **Hepatitis C** HCV: Erreger & Klinik

## Pärchen unter Junkies

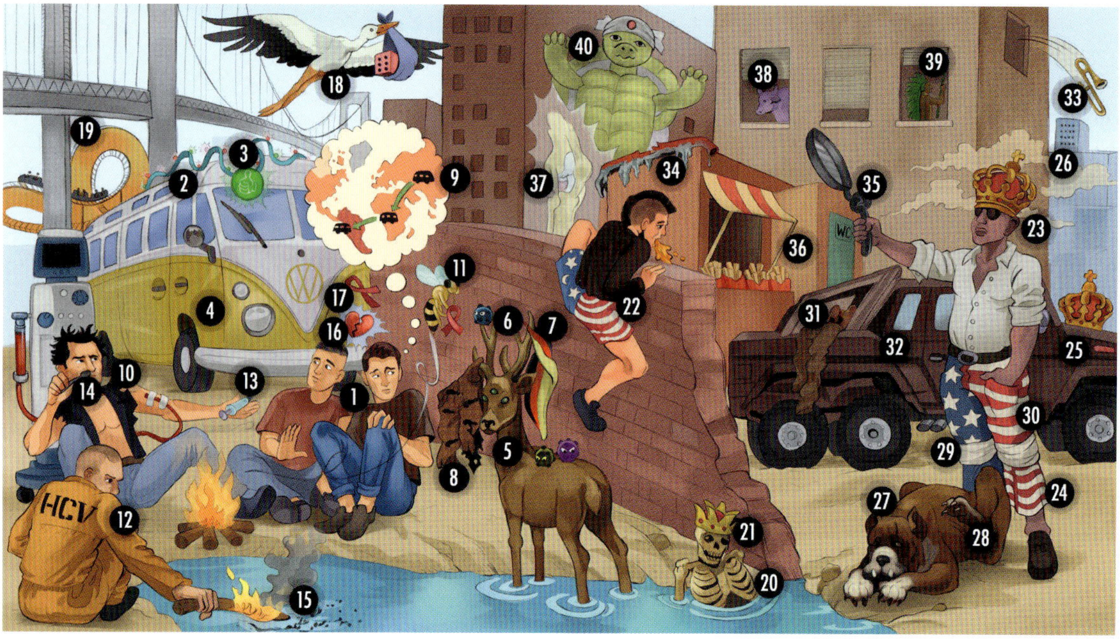

1

2

3

4

5

6

7

8

9

10

11

12

13

14

15

16

17

18

19

20

1/2

# **Hepatitis C** HCV: Erreger & Klinik

## PÄRCHEN UNTER JUNKIES

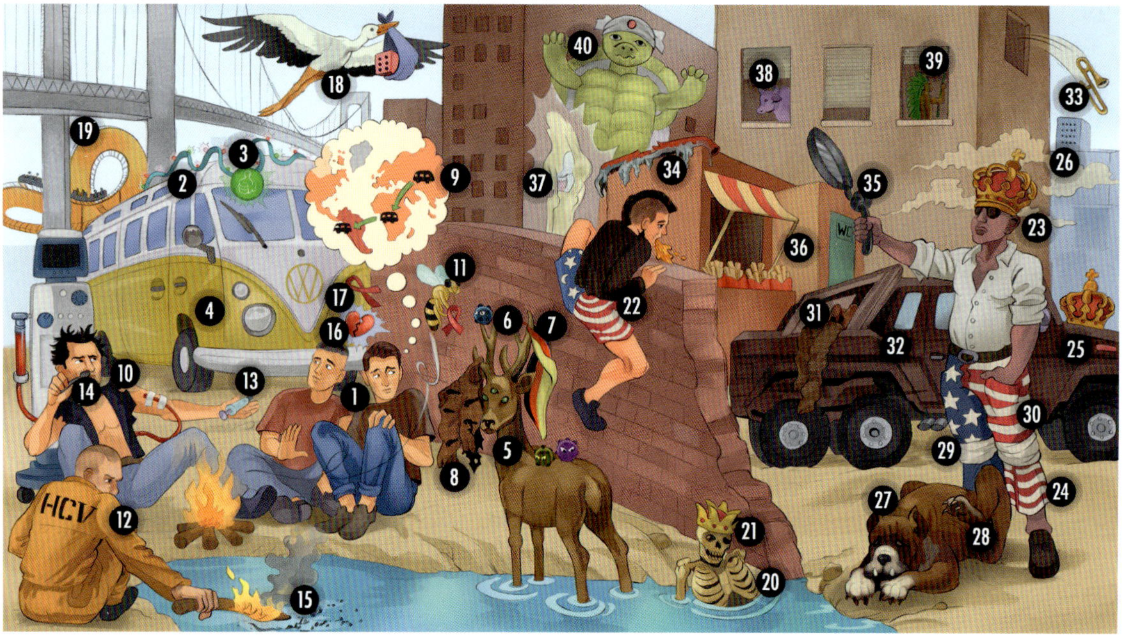

21

22

23

24

25

26

27

28

29

30

31

32

33

34

35

36

37

38

39

40

# **Hepatitis C** HCV: Diagnostik & Therapie

## Pärchen auf dem Revier

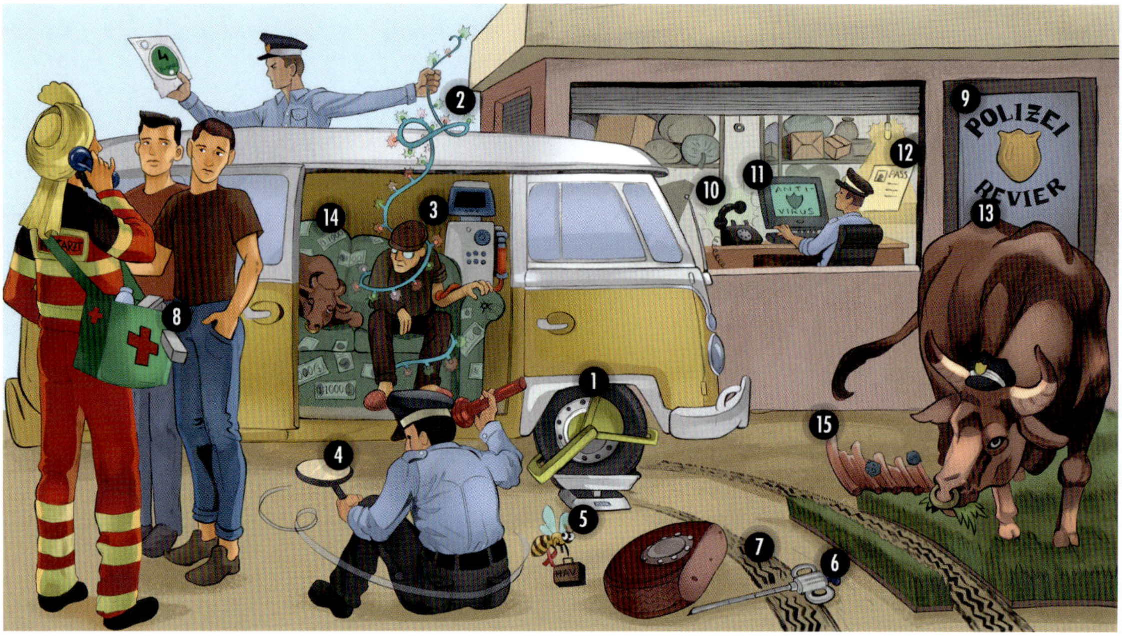

1

2

3

4

5

6

7

8

9

10

11

12

13

14

15

# **Clostridium difficile** CDAD

## DER BLEISCHWERE SCHRANK IM DÜSTEREN KRANKENHAUSFLUR

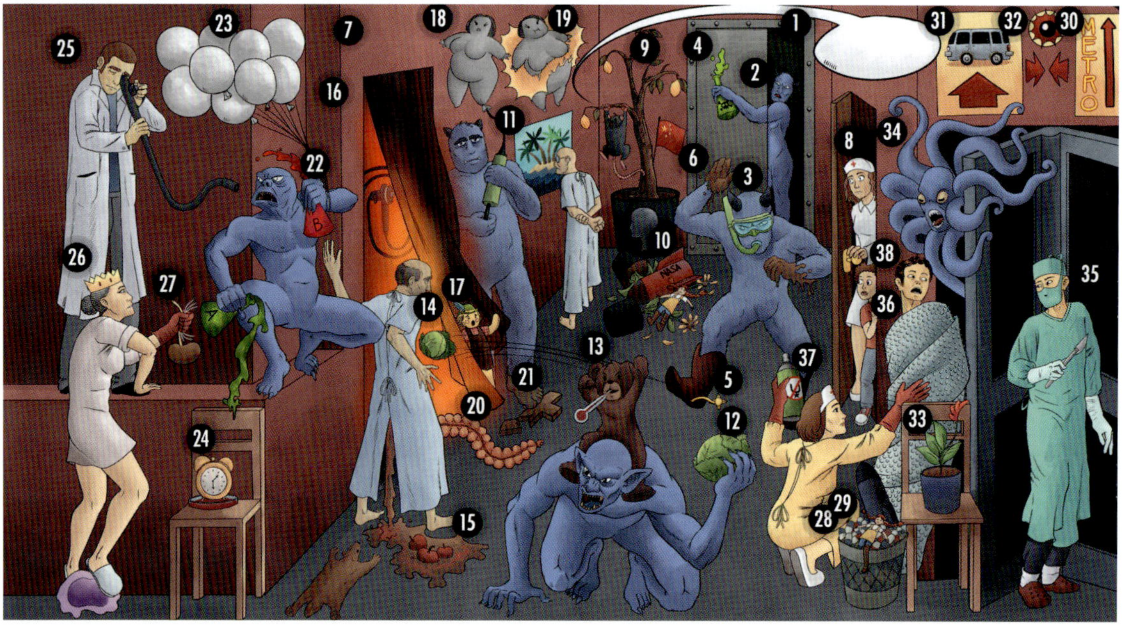

1

2

3

4

5

6

7

8

9

10

11

12

13

14

15

16

17

18

19

# **Clostridium difficile** CDAD

## DER BLEISCHWERE SCHRANK IM DÜSTEREN KRANKENHAUSFLUR

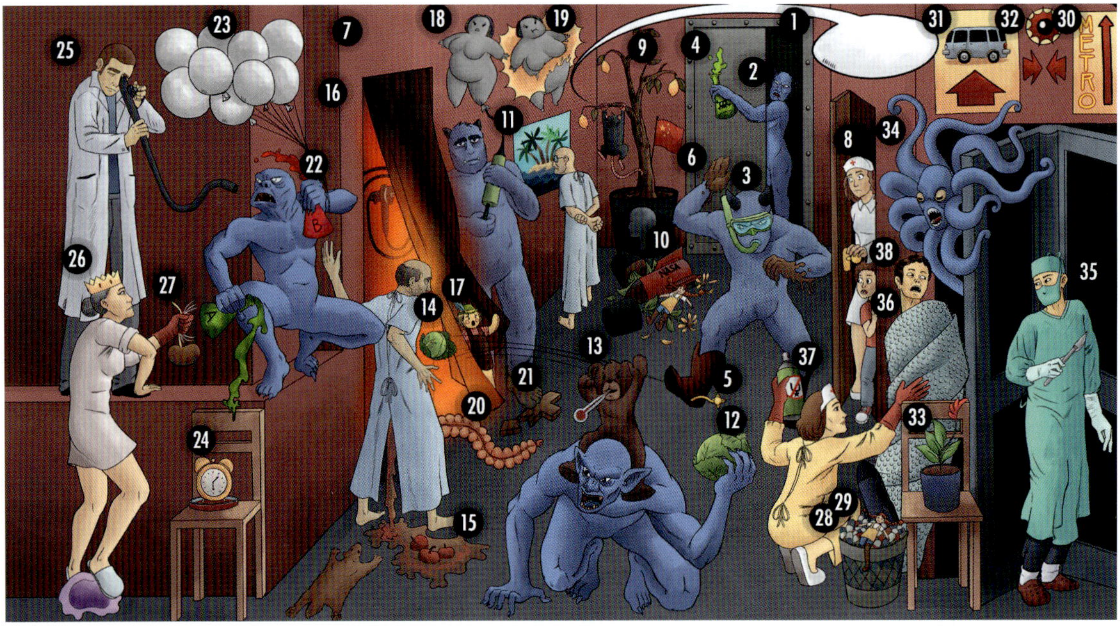

20

21

22

23

24

25

26

27

28

29

30

31

32

33

34

35

36

37

38

# **Typhus** Salmonella Typhi & S. Paratyphi

DAS TÜV-HUUS UND DER LACHS, ENGL. SALMON

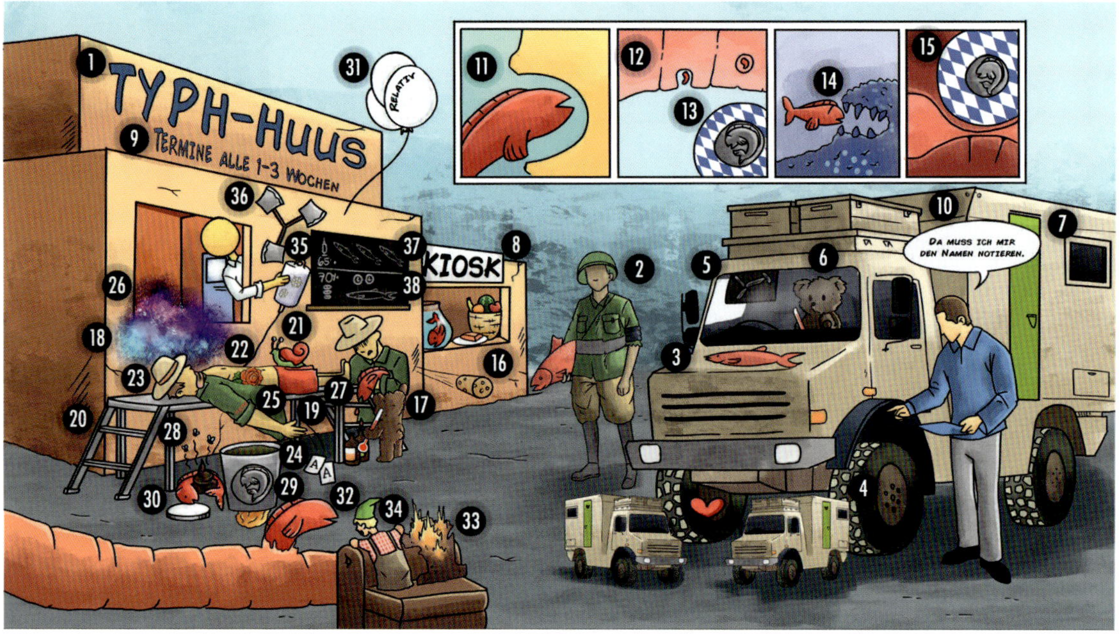

1

2

3

4

5

6

7

8

9

10

11

12

13

14

15

16

17

18

19

1/2

# **Typhus** Salmonella Typhi & S. Paratyphi

## DAS TÜV-HUUS UND DER LACHS, ENGL. SALMON

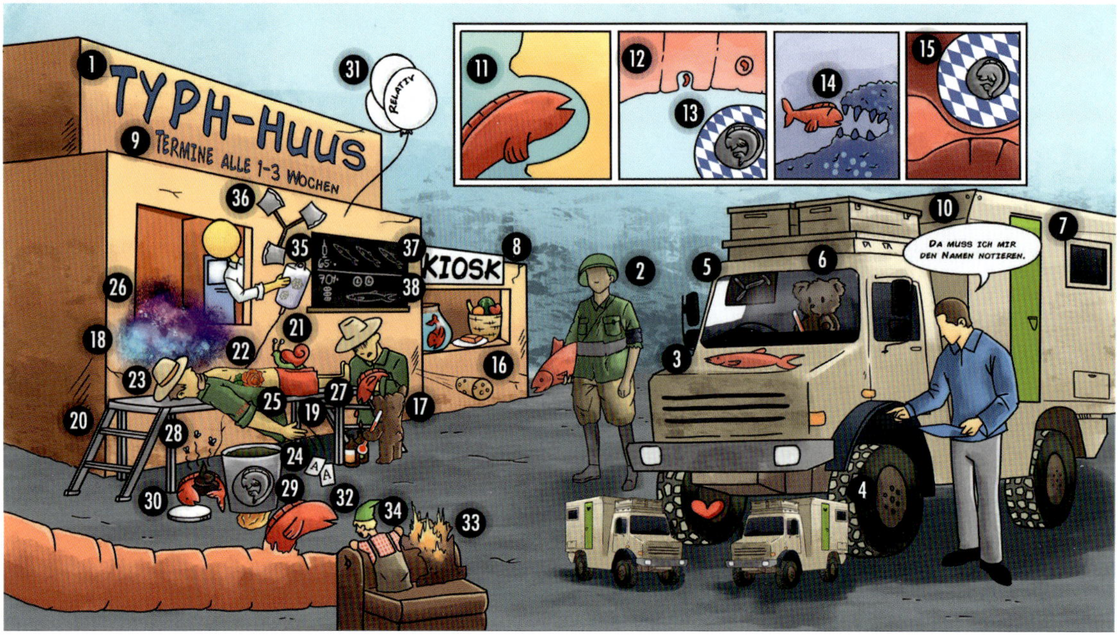

**20**

**21**

**22**

**23**

**24**

**25**

**26**

**27**

**28**

**29**

**30**

**31**

**32**

**33**

**34**

**35**

**36**

**37**

**38**

# **Leberzirrhose** Ätiologie & Klinik

## Ein Blick hinter die Kulissen der leberbraunen Zierhosen-Fabrik

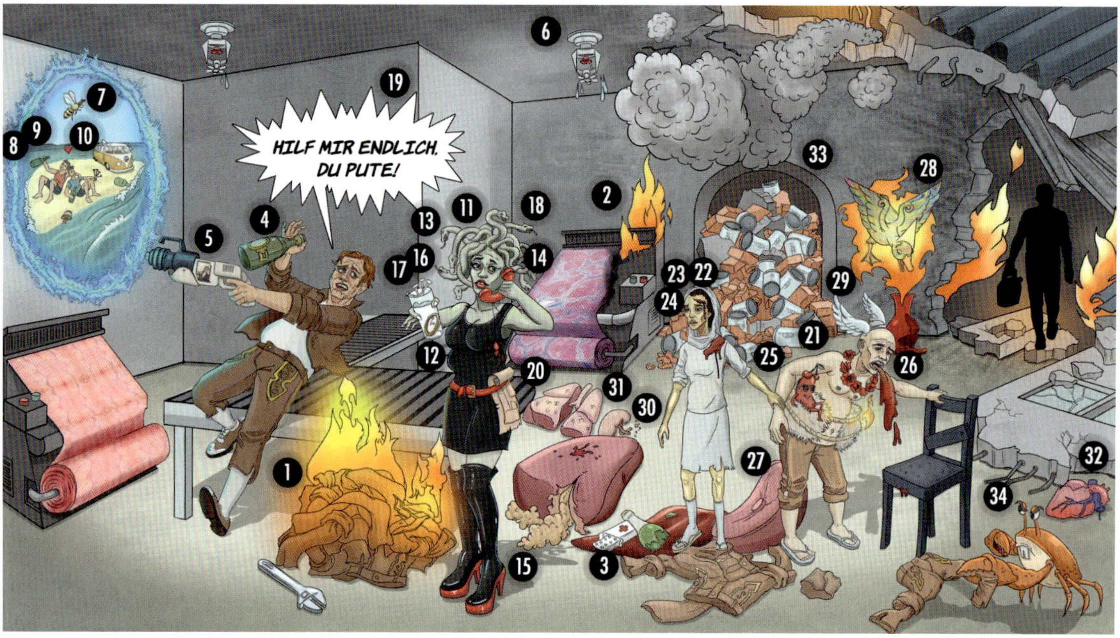

1

2

3

4

5

6

7

8

9

10

11

12

13

14

15

16

17

1/2

# **Leberzirrhose** Ätiologie & Klinik

Ein Blick hinter die Kulissen der leberbraunen Zierhosen-Fabrik

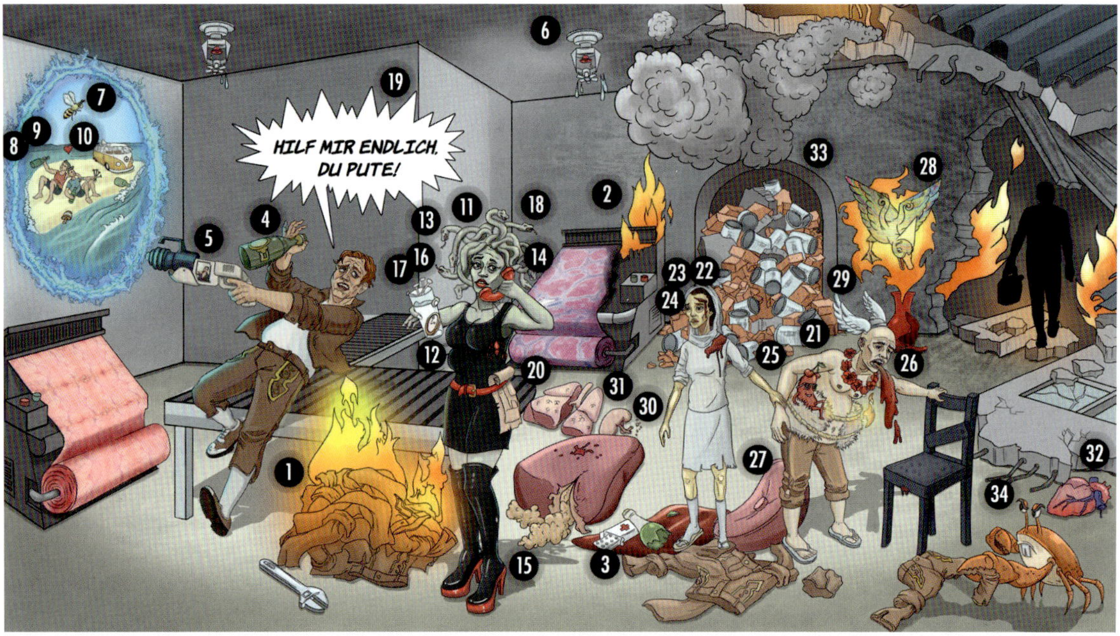

18

19

20

21

22

23

24

25

26

27

28

29

30

31

32

33

34

# **Leberzirrhose** Diagnostik & Therapie

WIRTSCHAFTSPRÜFUNG UND RETTUNG DER ZIERHOSEN-FABRIK

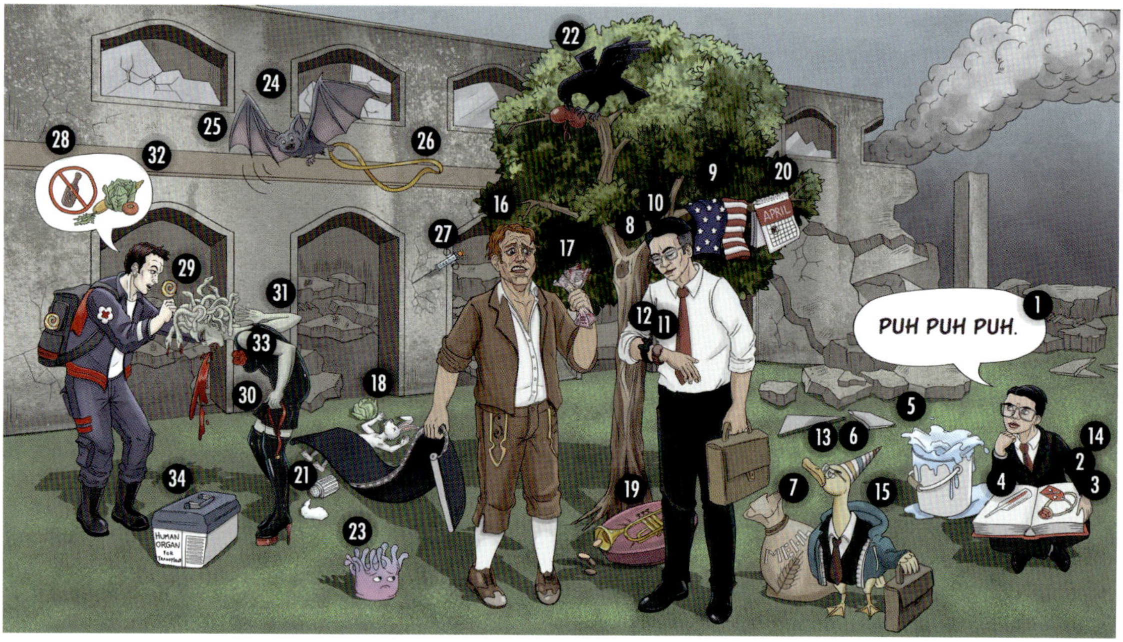

1

2

3

4

5

6

7

8

9

10

11

12

13

14

15

16

17

1/2

# **Leberzirrhose** Diagnostik & Therapie

WIRTSCHAFTSPRÜFUNG UND RETTUNG DER ZIERHOSEN-FABRIK

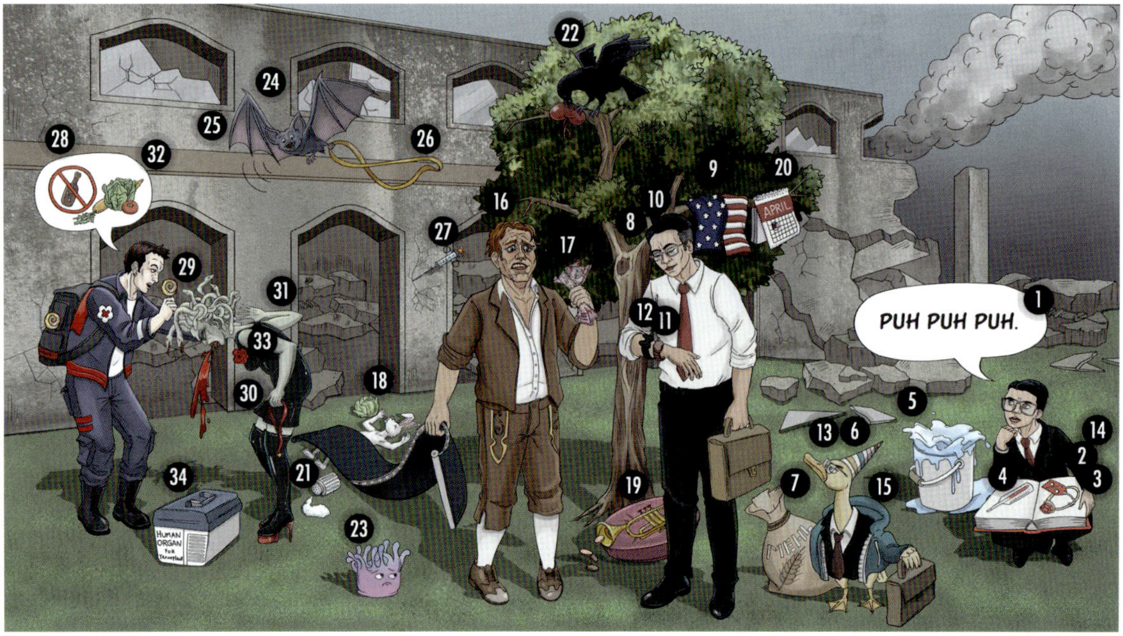

18

19

20

21

22

23

24

25

26

27

28

29

30

31

32

33

34

# Primäre biliäre Cholangitis PBC

## Die Primaballerina und der Cola-Star

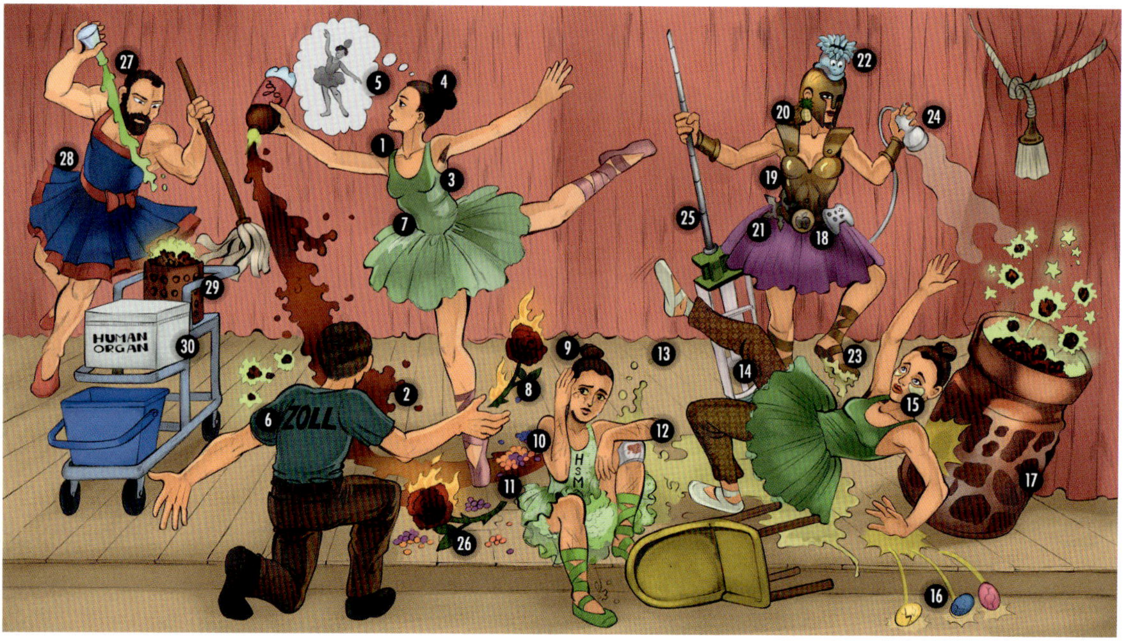


1

2

3

4

5

6

7

8

9

10

11

12

13

14

15

16

17

18

19

20

21

22

23

24

25

26

27

28

29

30

# Portale Hypertonie

## Hyper-Tonis Pension mit Wasserpforte

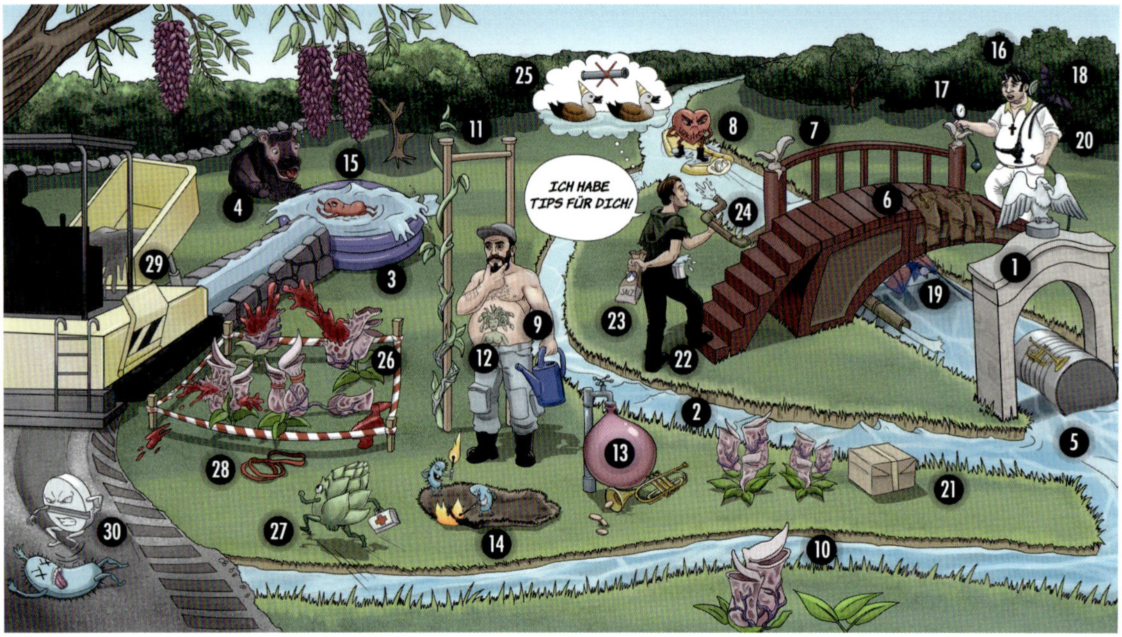


1

2

3

4

5

6

7

8

9

10

11

12

13

14

15

16

17

18

19

20

21

22

23

24

25

26

27

28

29

30

# Primär sklerosierende Cholangitis PSC

Der Klassenprimus, der Klee-Rosen aus Colaflaschen zieht

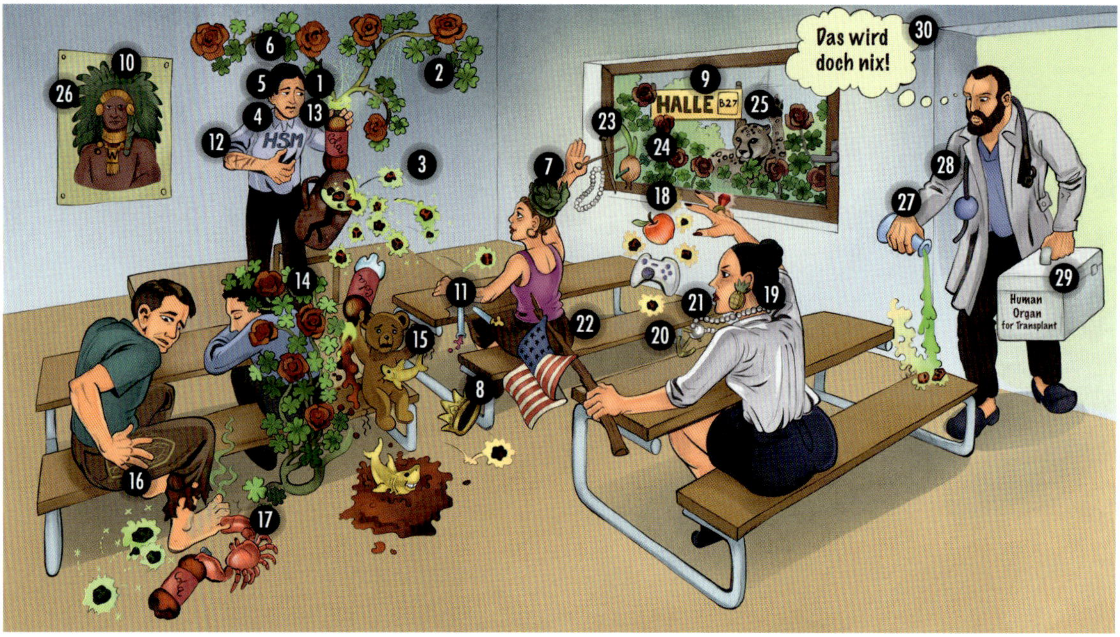


1

2

3

4

5

6

**7**

**8**

**9**

**10**

**11**

**12**

**13**

**14**

**15**

**16**

**17**

**18**

**19**

**20**

**21**

**22**

**23**

**24**

**25**

**26**

**27**

**28**

**29**

**30**

# Akute Pankreatitis

## Punkerin Rea ist Feuer und Flamme

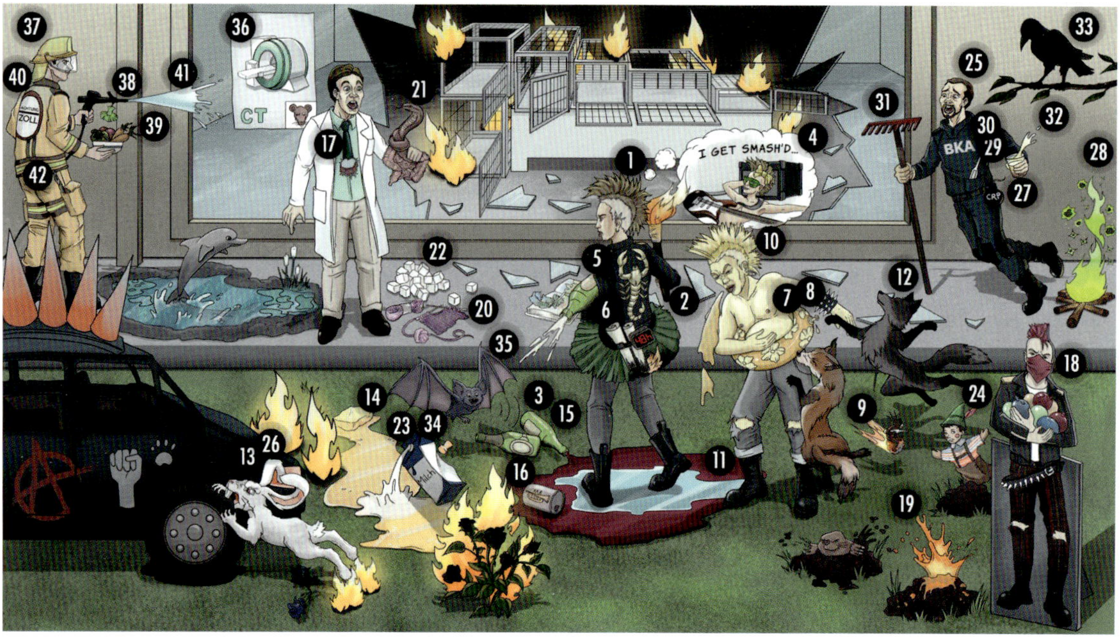

1

2

3

4

5

6

7

8

9

10

11

12

13

14

15

16

17

18

19

20

21

1/2

# Akute Pankreatitis

## Punkerin Rea ist Feuer und Flamme

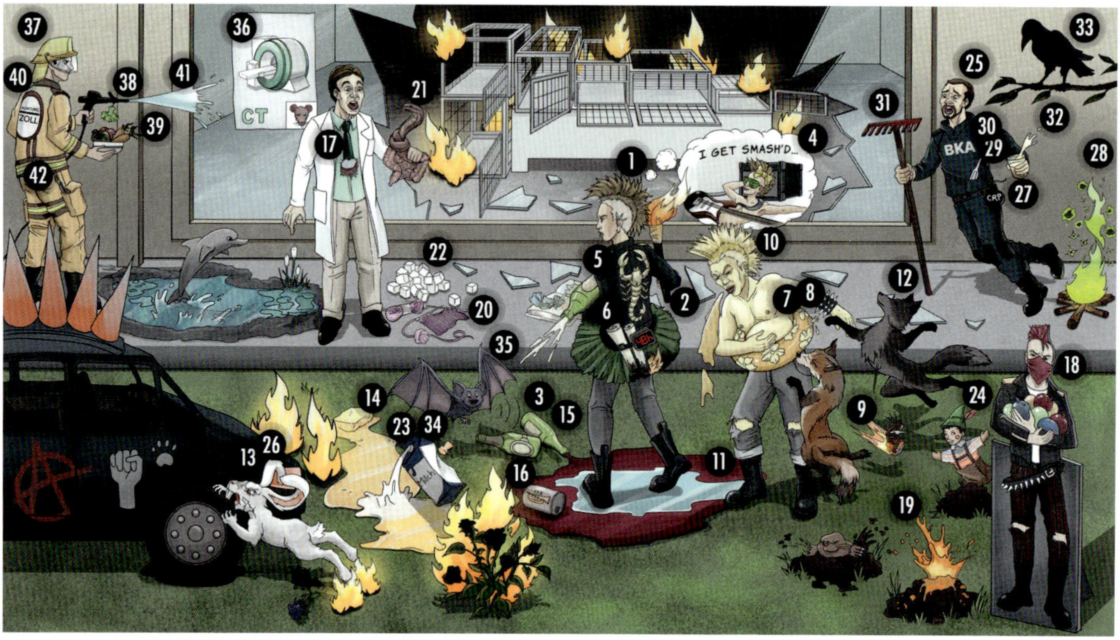

22

23

24

25

26

27

28

29

30

31

32

33

34

35

36

37

38

39

40

41

42

# Chronische Pankreatitis

## Punkerin Reas Leben in der Gosse

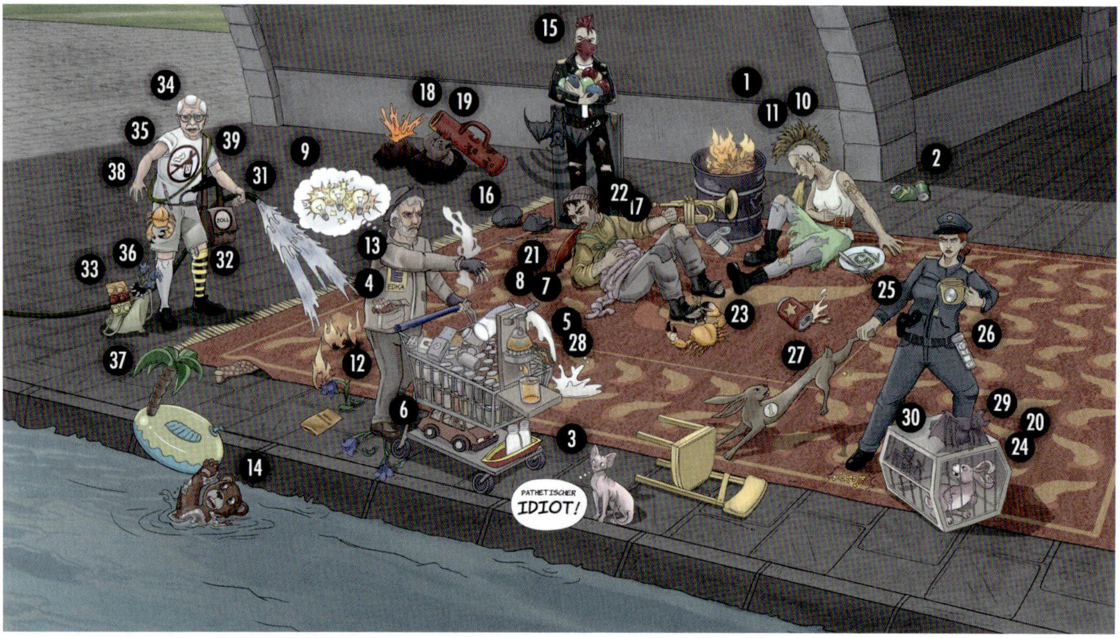

1

2

3

4

5

6

7

8

9

10

11

12

13

14

15

16

17

18

19

20

1/2

# Chronische Pankreatitis

## Punkerin Reas Leben in der Gosse

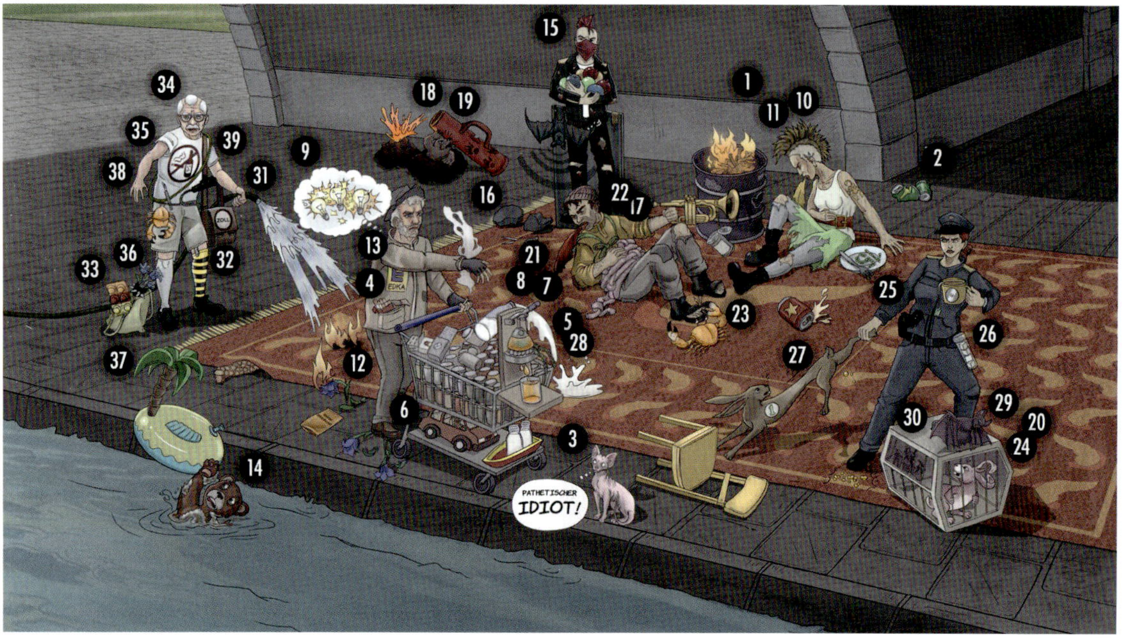

21

22

23

24

25

26

27

28

29

30

31

32

33

34

35

36

37

38

39

# **Pankreaskarzinom** Pankreas-Ca

PUNKERIN REA KÄMPFT GEGEN DAS KREBSSTERBEN

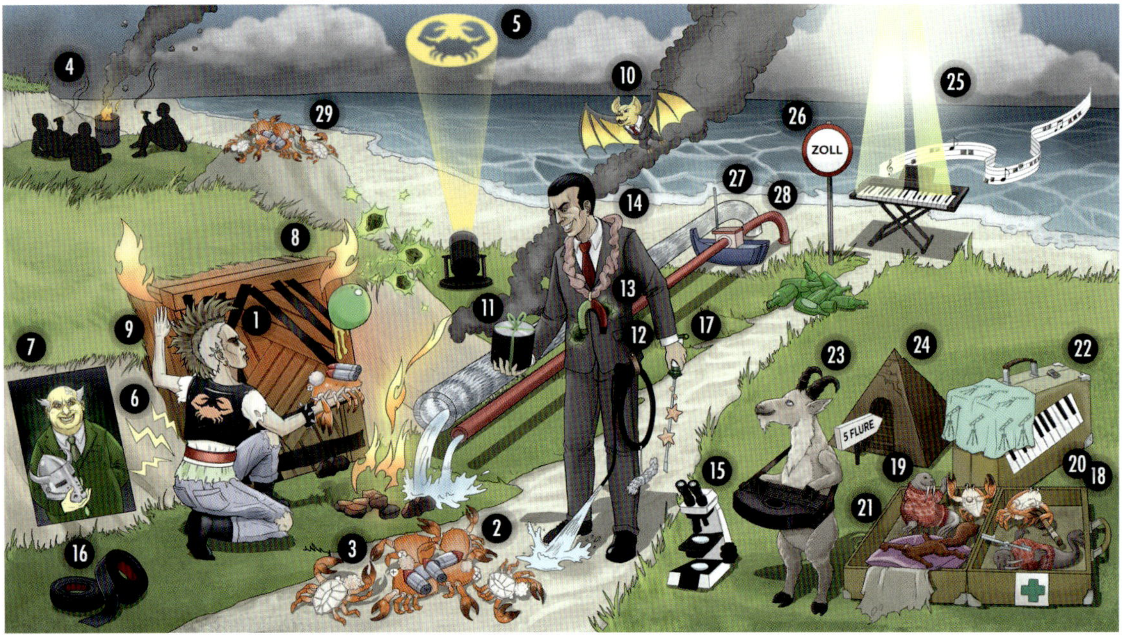


**1**

**2**

**3**

**4**

**5**

**6**

7

8

9

10

11

12

13

14

15

16

17

18

19

20

21

22

23

24

25

26

27

28

29

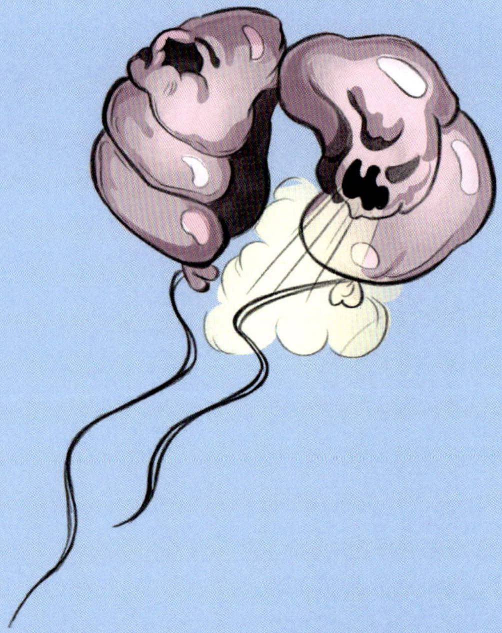

# Pulmonologie

# Dengue-Fieber

## DANDY MIT FIEBER-BÄR

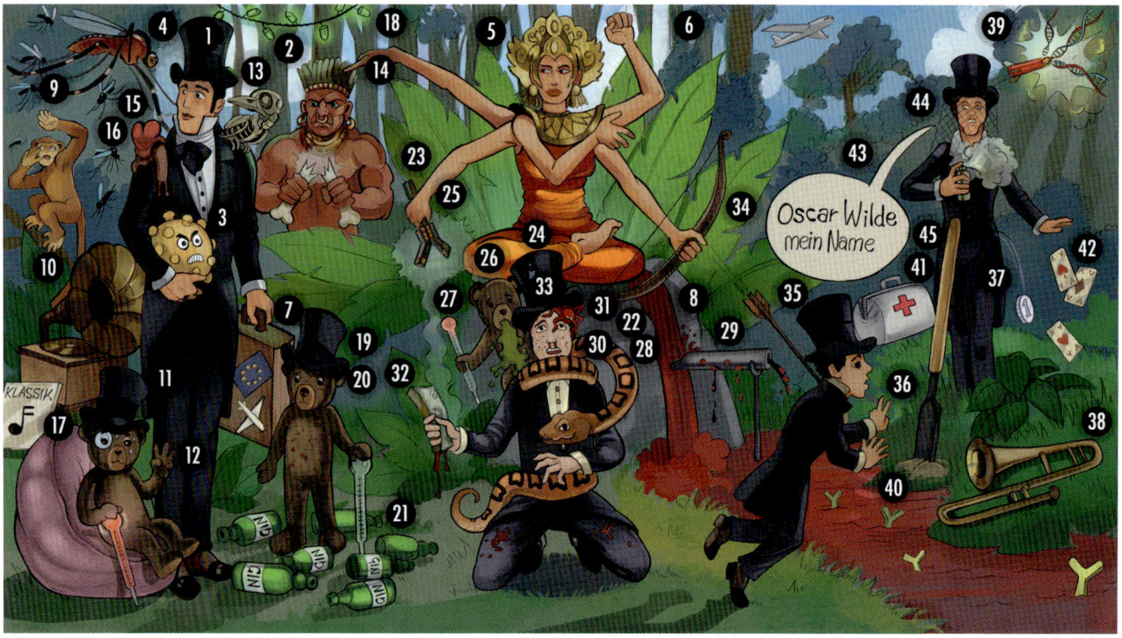


1

2

3

4

5

**6**

**7**

**8**

**9**

**10**

**11**

**12**

**13**

**14**

**15**

**16**

**17**

**18**

**19**

**20**

**21**

**22**

**23**

1/2

# Dengue-Fieber

## Dandy mit Fieber-Bär

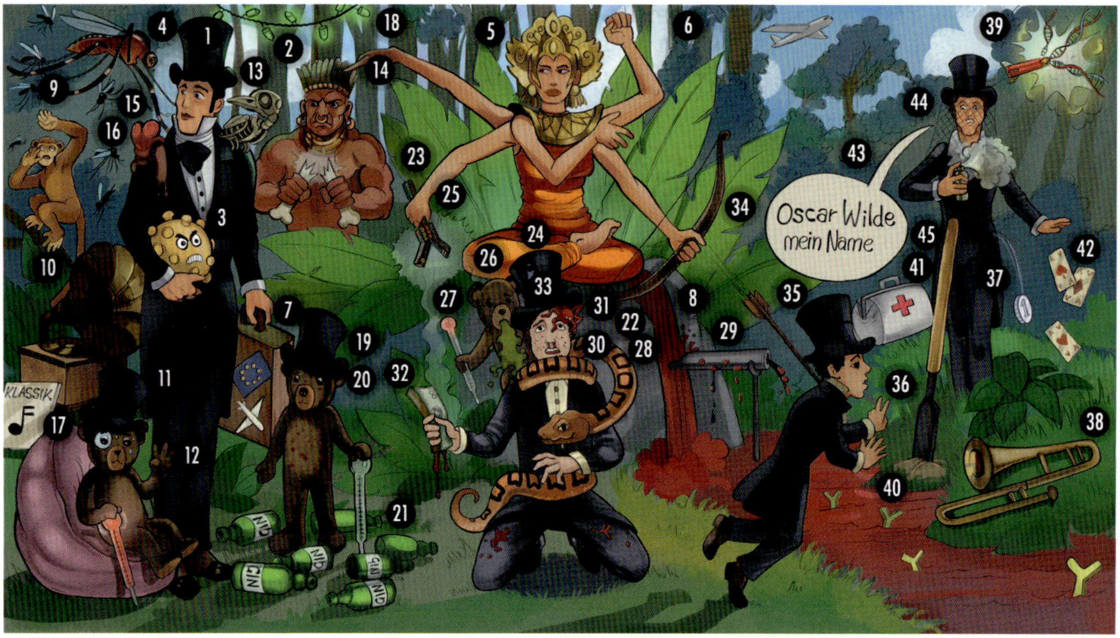


**24**

**25**

**26**

**27**

**28**

29

30

31

32

33

34

35

36

37

38

39

40

41

42

43

44

45

# **Influenza** Grippe

## THE INFLUENCER – BÜHNENSHOW EINES MAGIERS MIT GERIPPE

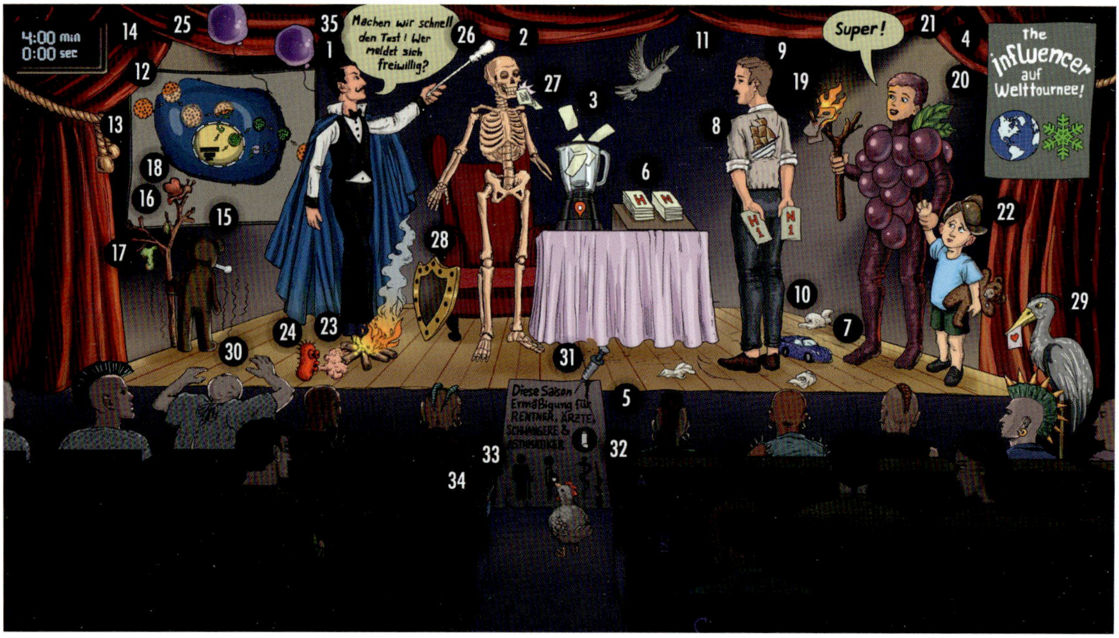

1

2

3

4

5

6

7

8

9

10

11

12

13

14

15

16

17

18

1/2

THE INFLUENCER – BÜHNENSHOW EINES MAGIERS MIT GERIPPE

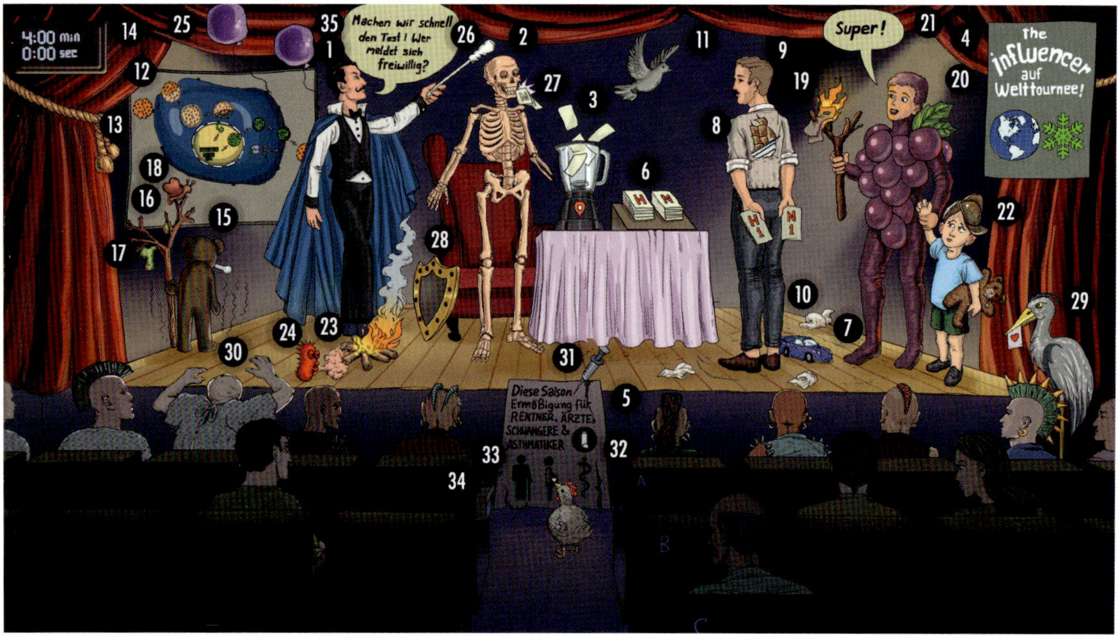

19

20

21

22

23

24

25

26

27

28

29

30

31

32

33

34

35

# Hantavirus

## Hunter-Maus: Ein tödlicher Jahrmarktbesuch

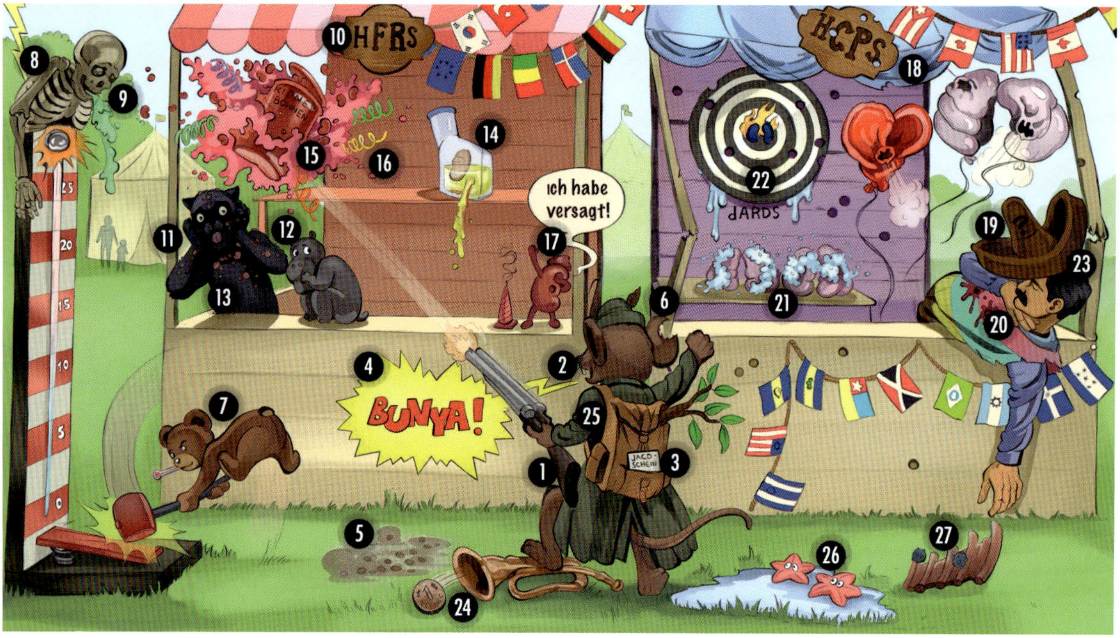


**1**

**2**

**3**

**4**

**5**

**6**

7

8

9

10

11

12

13

14

15

16

17

18

19

20

21

22

23

24

25

26

27

# Legionellose

LEGIONÄRE

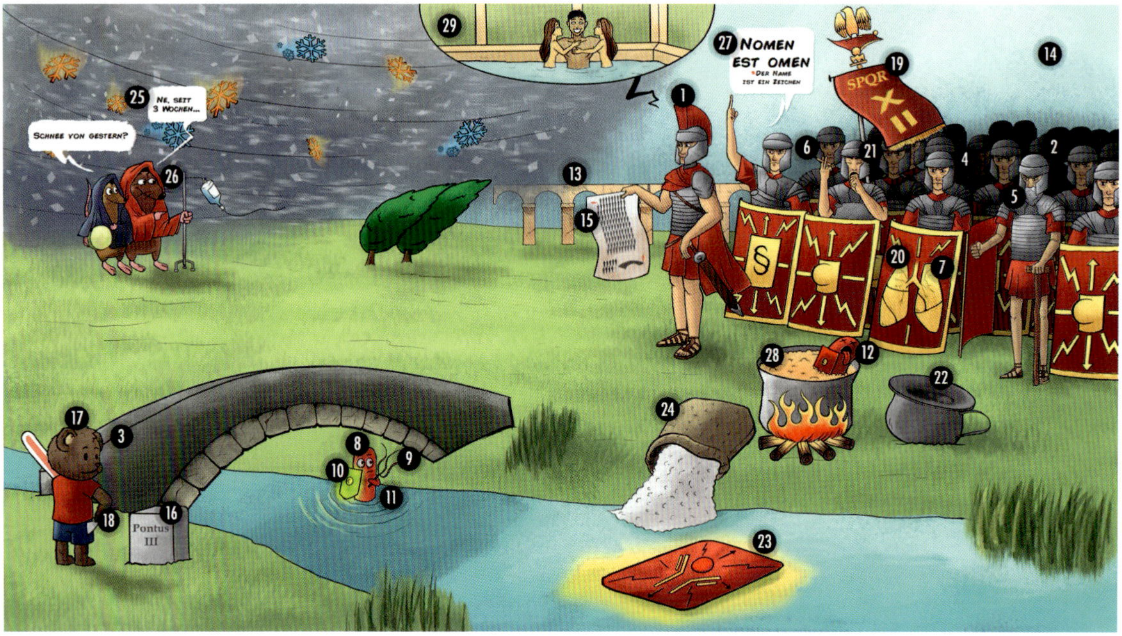


1

2

3

4

5

6

7

8

9

10

11

12

13

14

15

16

17

18

19

20

21

22

23

24

25

26

27

28

29

# **Q-Fieber** Coxiella Burnetti

KUH MIT FIEBER

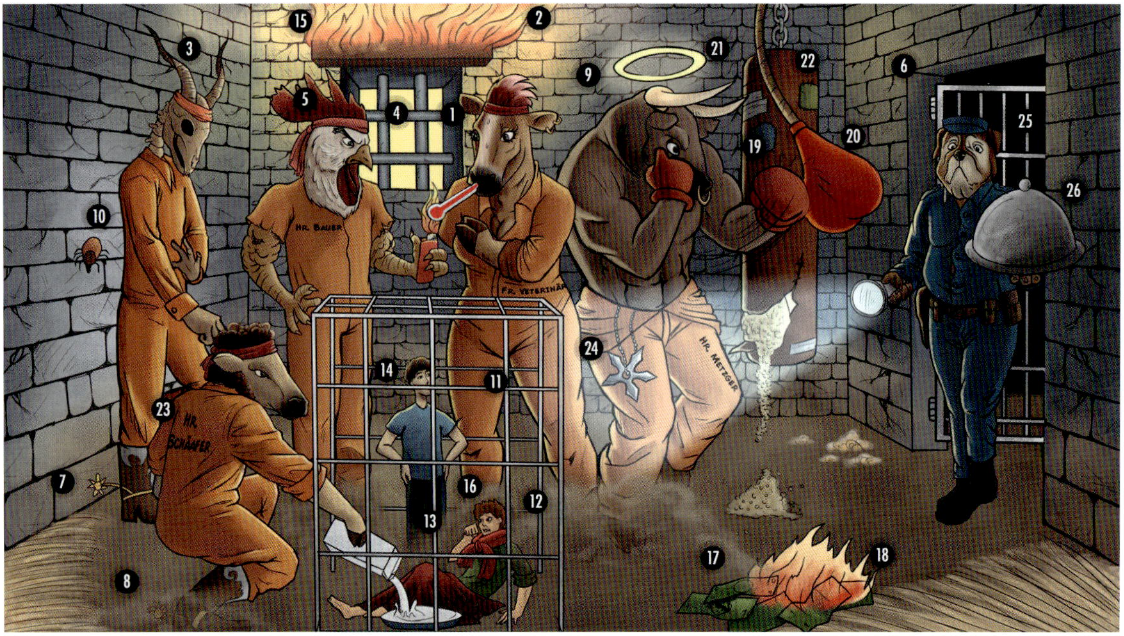


**1**

**2**

**3**

**4**

**5**

**6**

7

8

9

10

11

12

13

14

15

16

17

18

19

20

21

22

23

24

25

26

# Aspergillose

## Der zweifelhafte Sieg des Schimmels Aspergasus

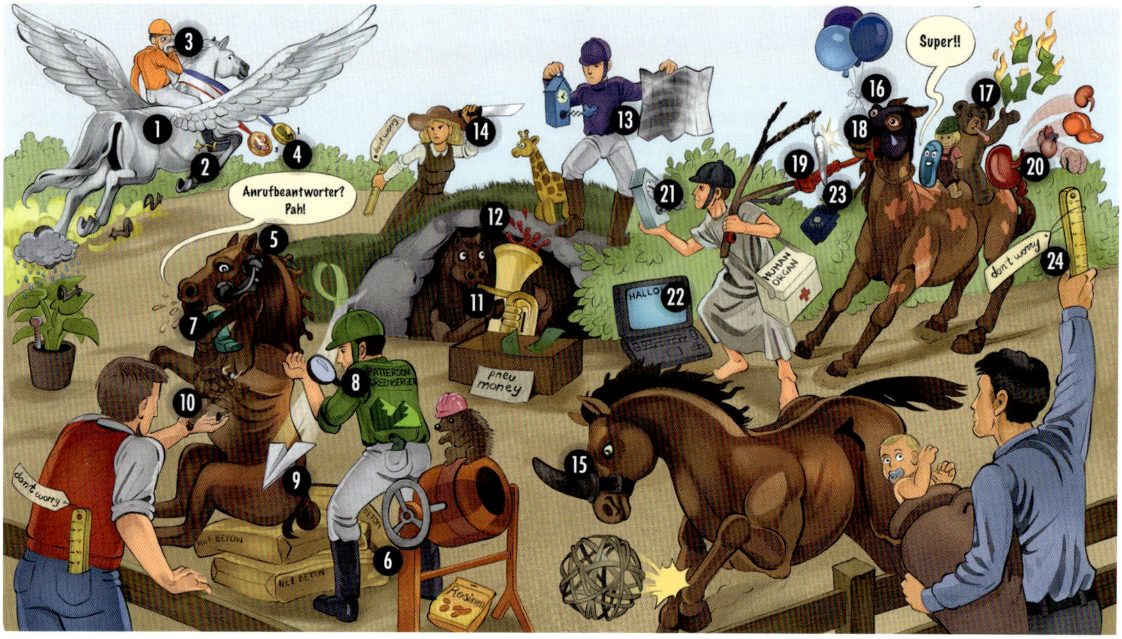


**1**

**2**

**3**

**4**

**5**

6

7

8

9

10

11

12

13

14

15

16

17

18

19

20

21

22

23

24

# Lungenembolie LE

## Emmis Bowling-Comeback mit Lungen-Pins

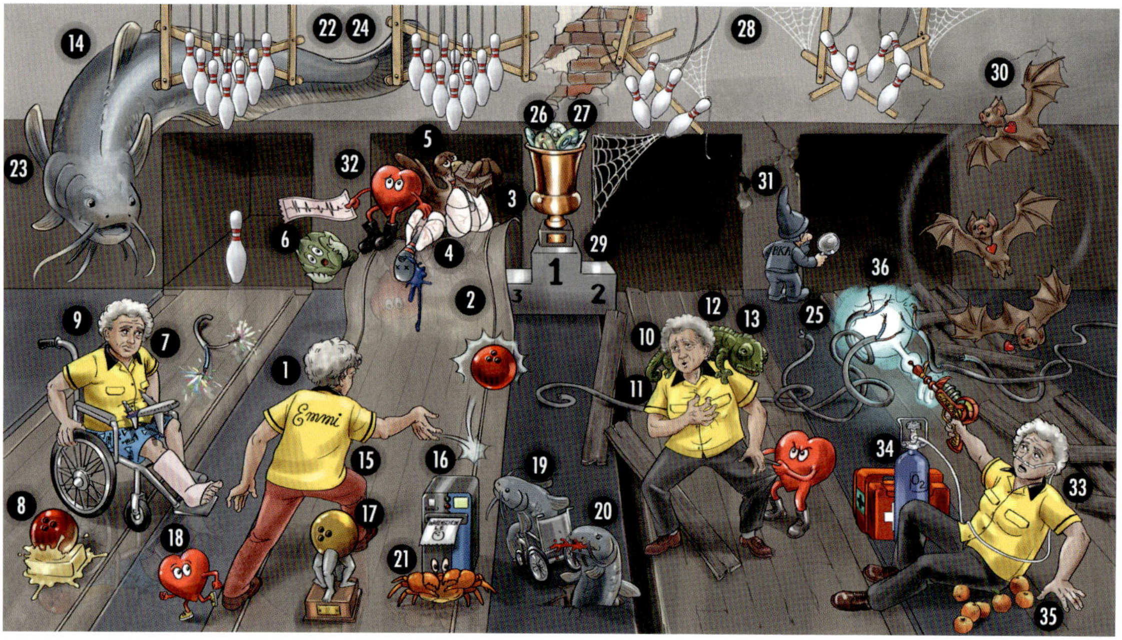

1

2

3

4

5

6

7

8

9

10

11

12

13

14

15

16

17

18

1/2

# **Lungenembolie** LE

EMMIS BOWLING-COMEBACK MIT LUNGEN-PINS

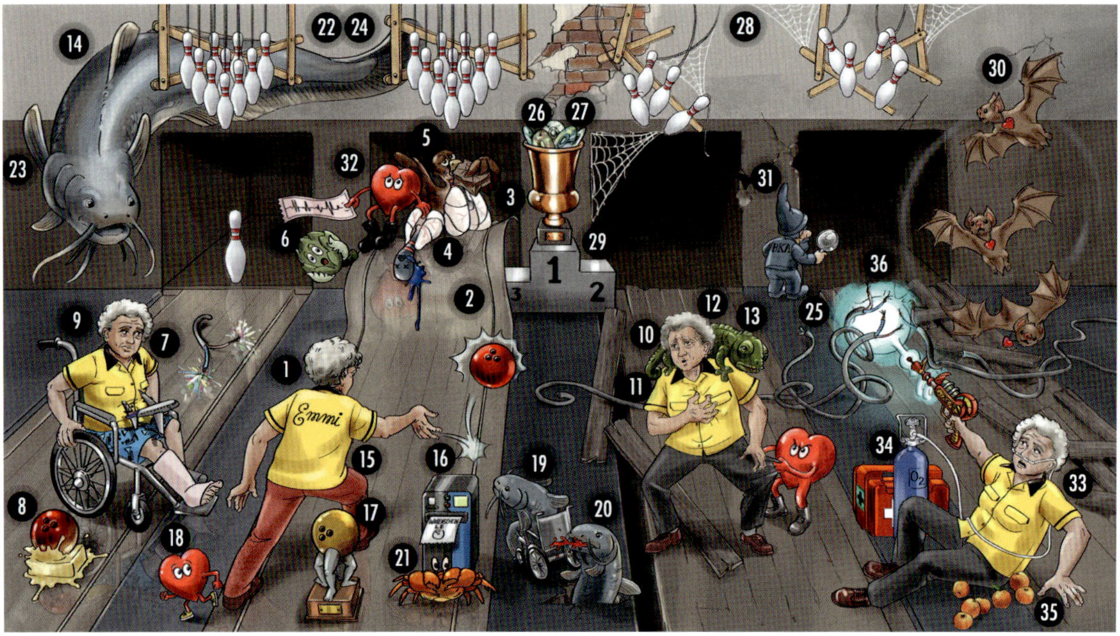

# **Mukoviszdose** Cystische Fibrose

## MUKO DAS SCHLEIMMONSTER WIRD ERWISCHT IM KLOKANAL

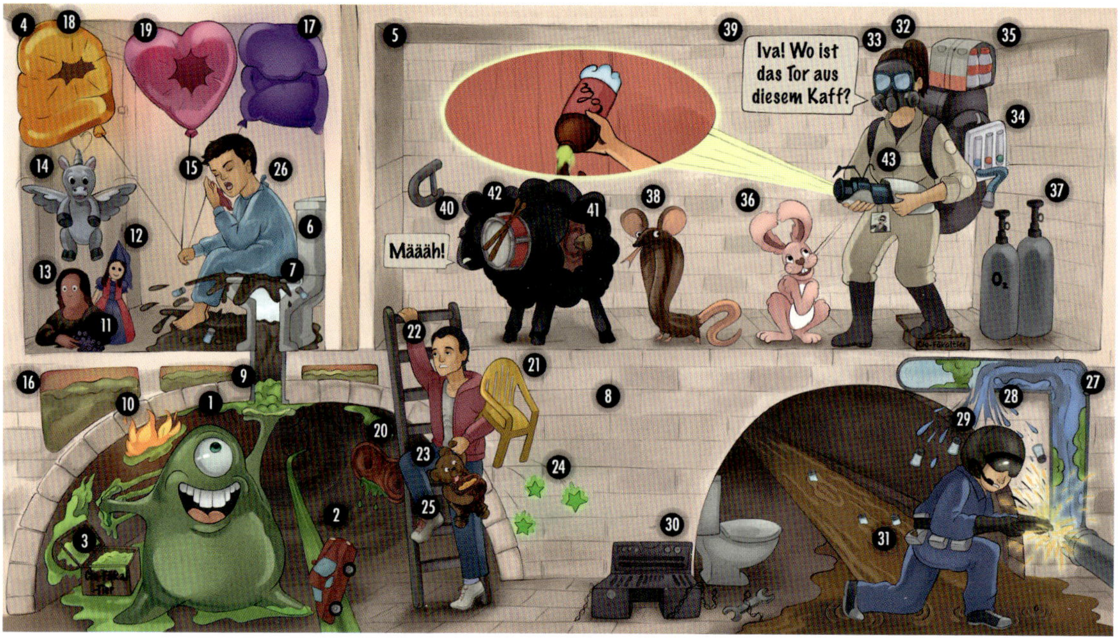

1

2

3

4

5

6

7

8

9

10

11

12

13

14

15

16

17

18

19

20

21

22

1/2

# **Mukoviszdose** Cystische Fibrose

MUKO DAS SCHLEIMMONSTER WIRD ERWISCHT IM KLOKANAL

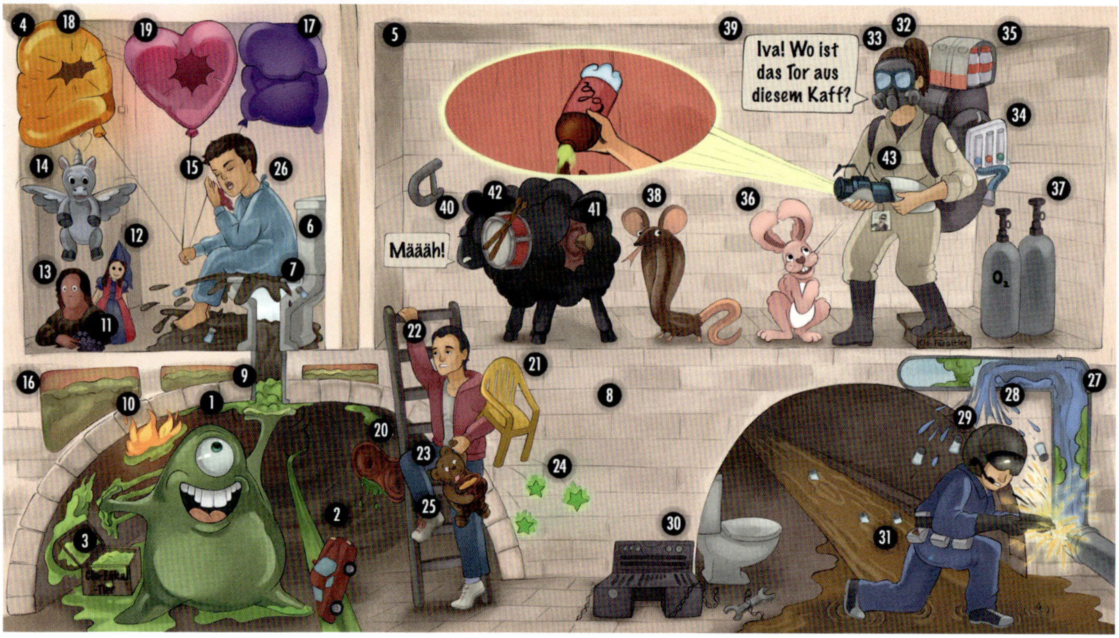

23

24

25

26

27

28

29

30

31

32

33

34

35

36

37

38

39

40

41

42

43

# **Pertussis** Keuchhusten

HUSTEN-TUSSI

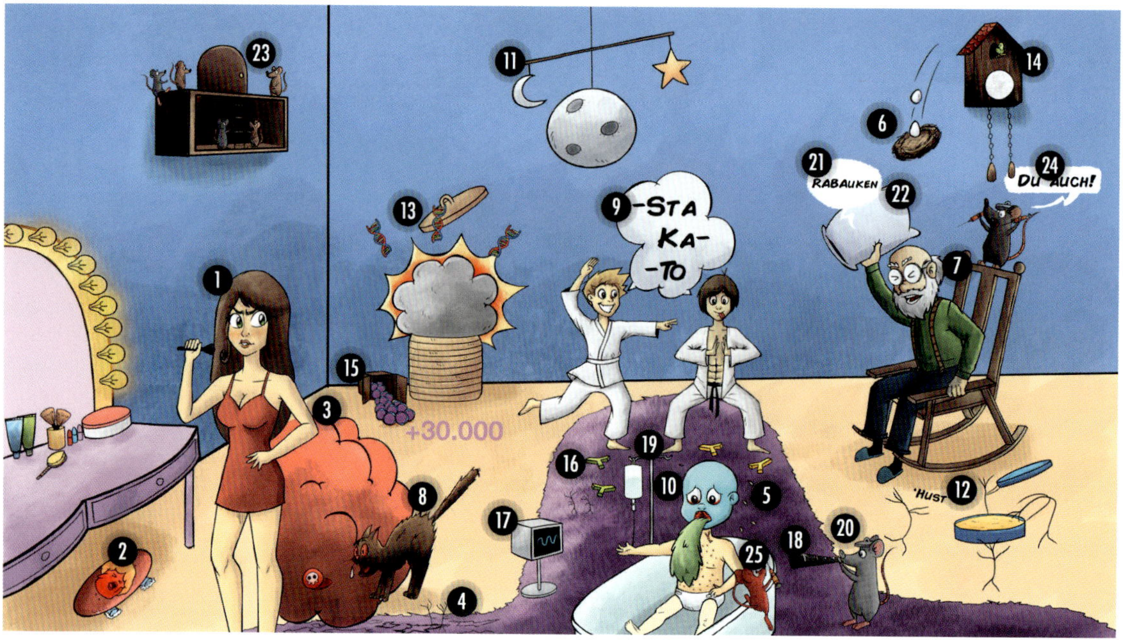


**1**

**2**

**3**

**4**

**5**

6

7

8

9

10

11

12

13

14

15

16

17

18

19

20

21

22

23

24

25

# Pneumocystis jirovecii Pneumonie PCP

DER PNEUMATISCHE VEGGIE-ZEPPELIN

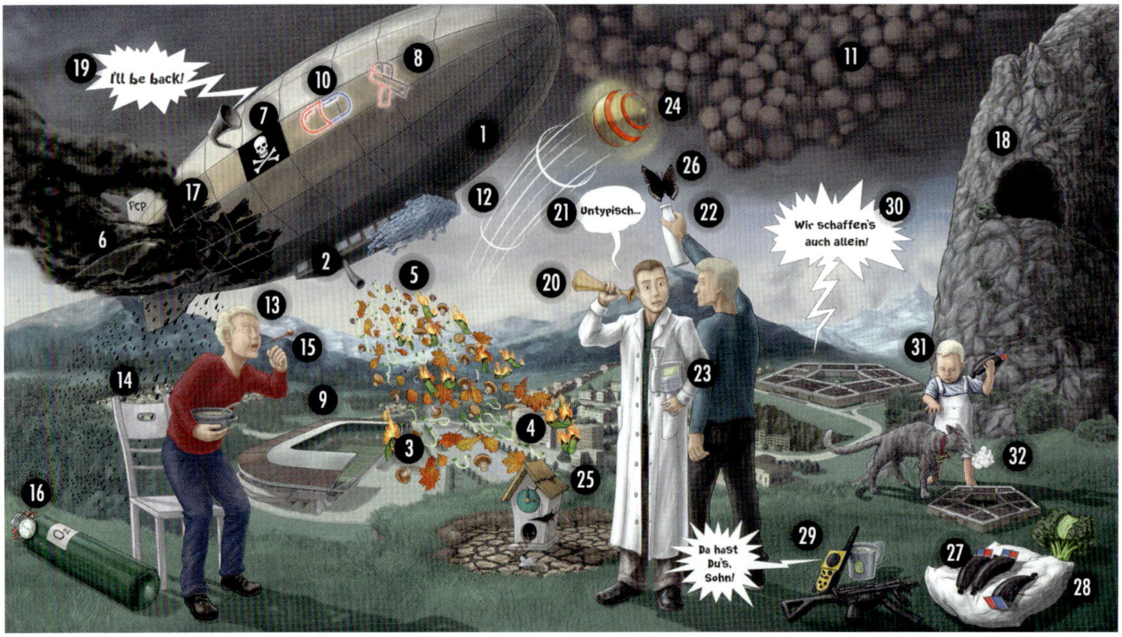


1

2

3

4

5

6

7

# **Psittakose** Papageienkrankheit

## Kranker Papagei Polly sitzt im Käfig

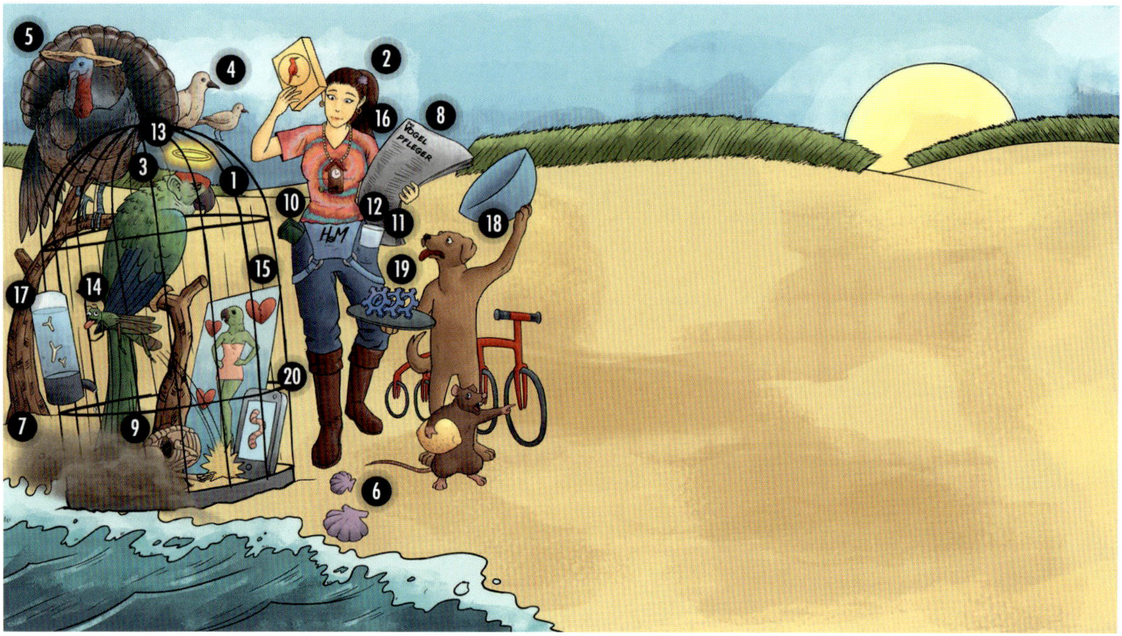


**1**

**2**

**3**

**4**

5

6

7

8

9

10

11

12

13

14

15

16

17

18

19

20

# **Akute Sarkoidose** M. Boeck

SARG MIT ZIEGENBOCK

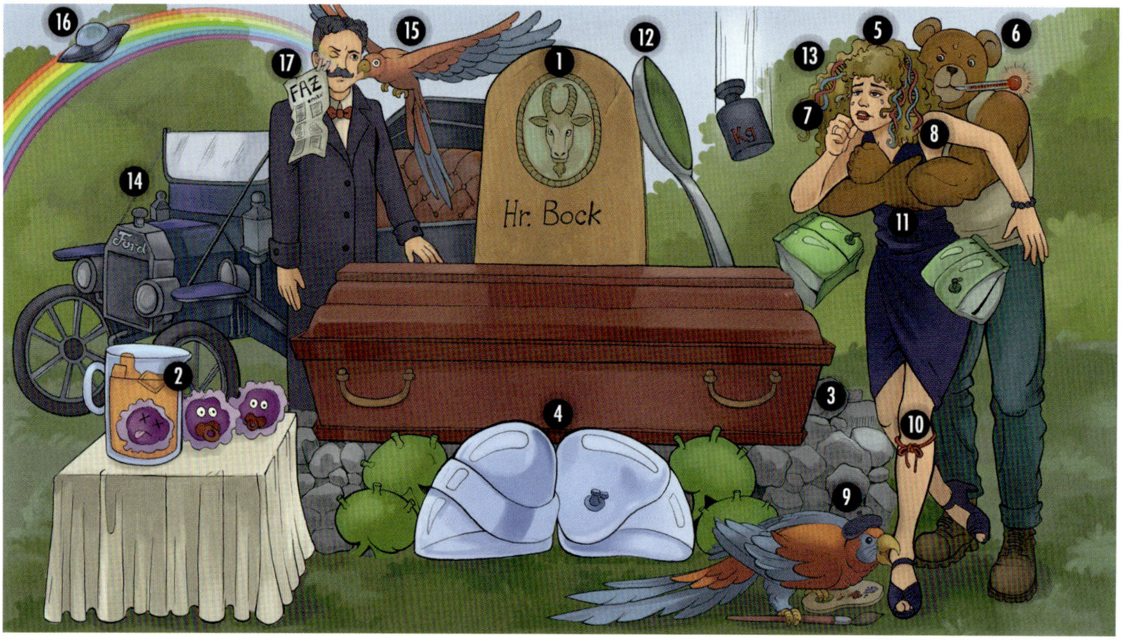


1

2

3

4

5

6

7

8

9

10

11

12

13

14

15

16

17

# **Chronische Sarkoidose** Diagnostik & Therapie

ALTER SARG: DER LEICHENSCHMAUS

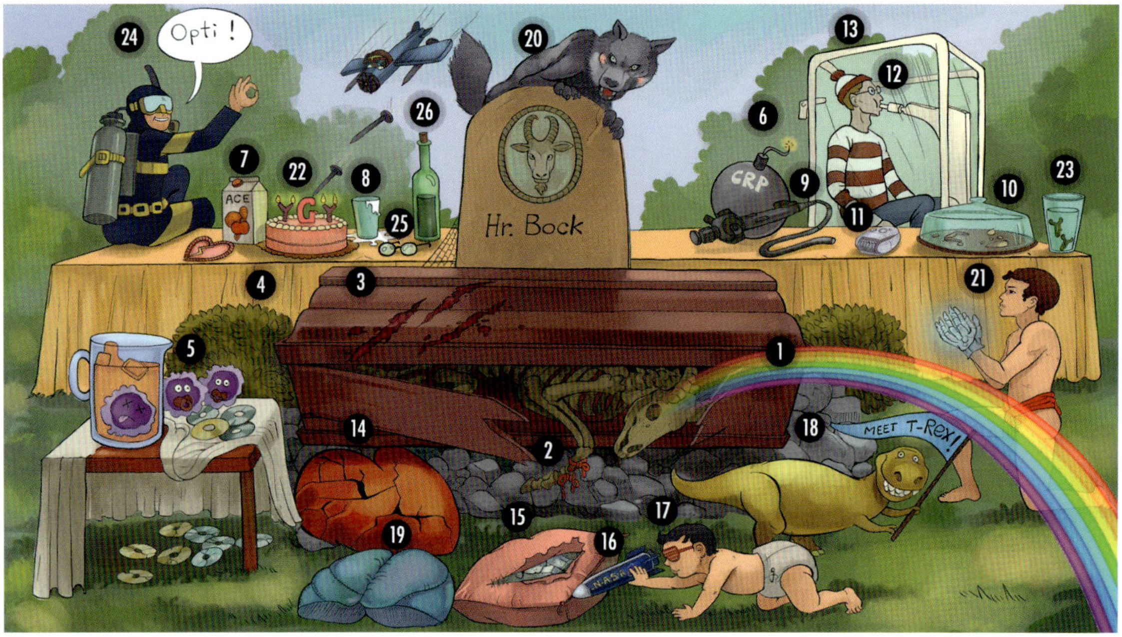


**1**

**2**

**3**

**4**

**5**

**6**

7

8

9

10

11

12

13

14

15

16

17

18

19

20

21

22

23

24

25

26

# **Tuberkulose** Einführung und Klinik - TBC

## Die Tuba-Konzertprobe

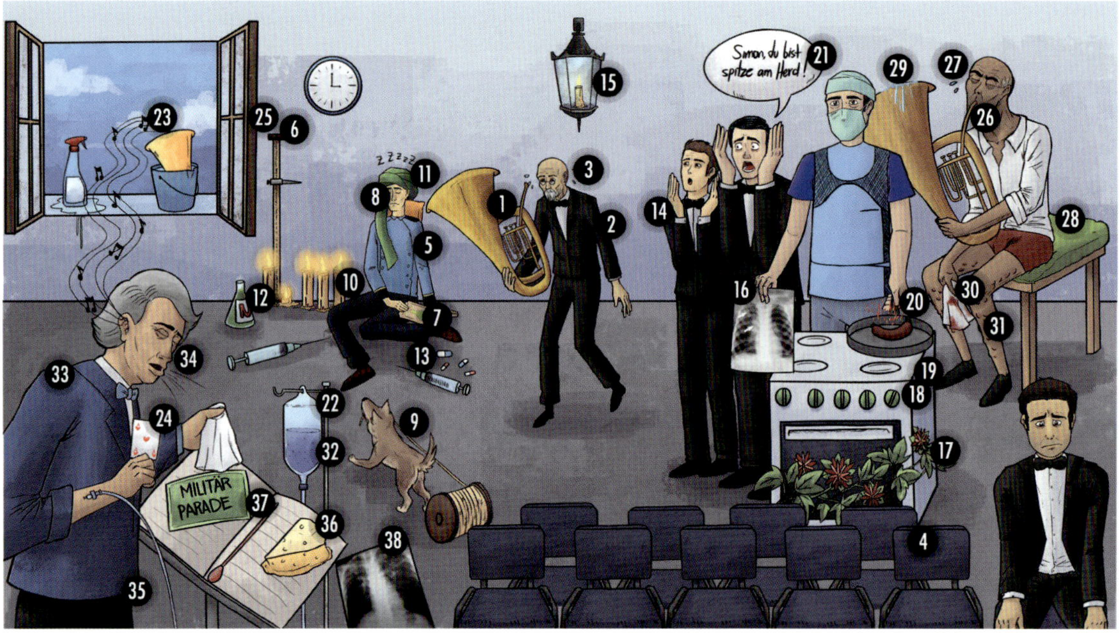

# **Tuberkulose** Einführung und Klinik - TBC

## Die Tuba-Konzertprobe

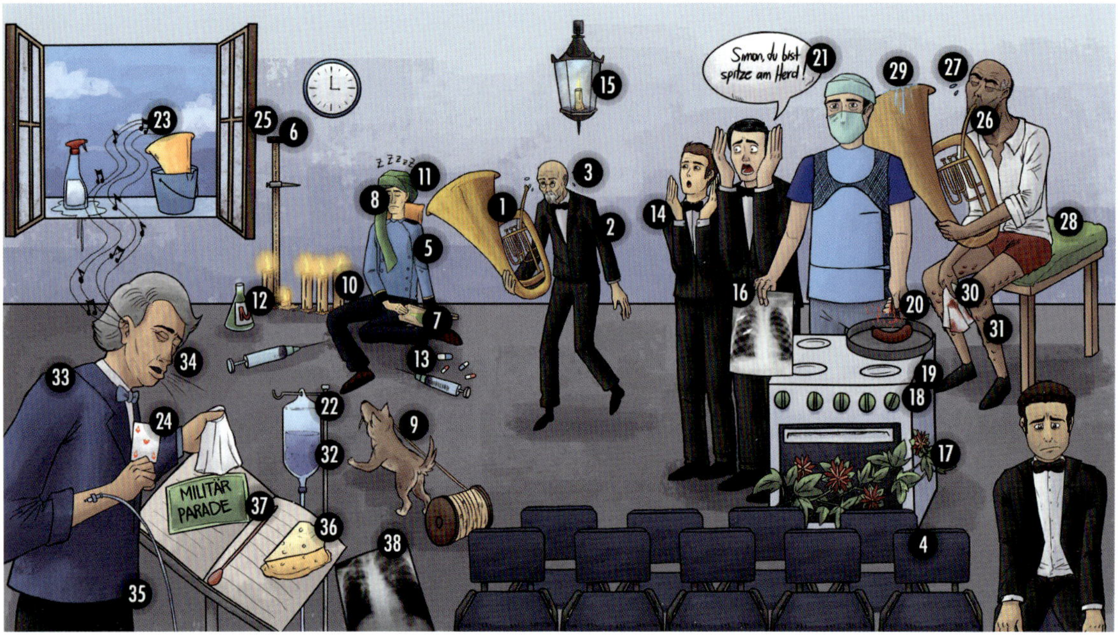

20

21

22

23

24

25

26

27

28

29

30

31

32

33

34

35

36

37

38

# **Extrapulmonale TBC** & Organmanifestationen

## MILITÄRPARADE

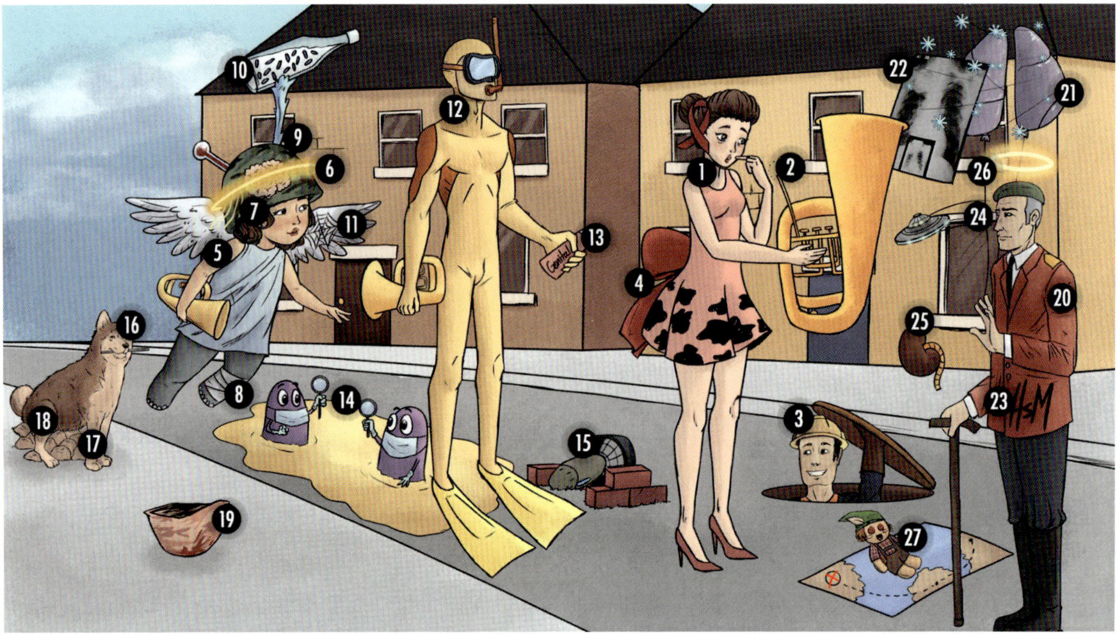


**1**

**2**

**3**

**4**

**5**

**6**

7

8

9

10

11

12

13

14

15

16

17

18

19

20

21

22

23

24

25

26

27

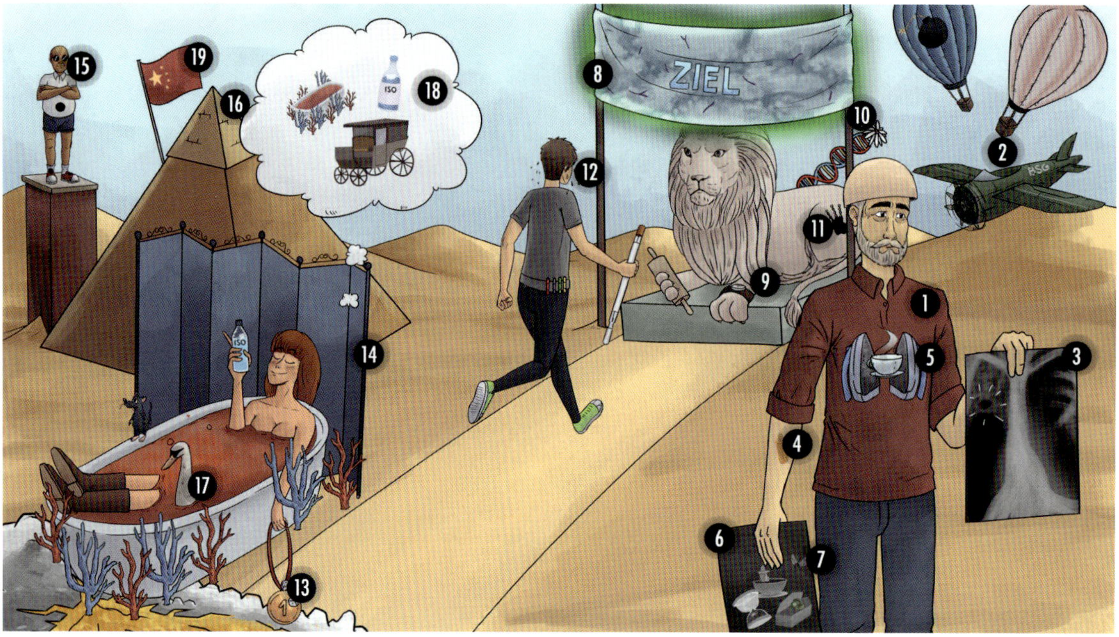
ZIEL
ISO
KSG
1
2
3
4
5
6
7
8
9
10
11
12
13
14
15
16
17
18
19

# **Lungenfunktion** Compliance & Resistance

## LUST-FUNKTIONS-DUNGEON: UNTERWÜRFIGKEIT & WIDERSTAND

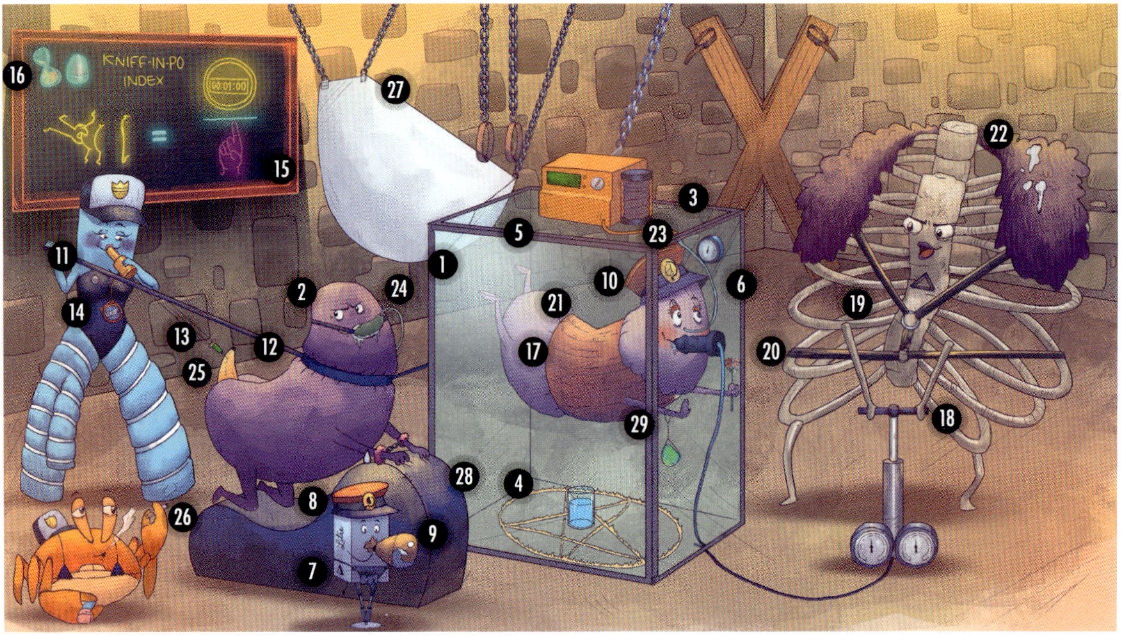


1

2

3

4

5

6

7

8

9

10

11

12

13

14

15

16

17

18

19

20

21

22

23

24

25

26

27

28

29

# Atmungsregulation

## Regulation in der Therapie

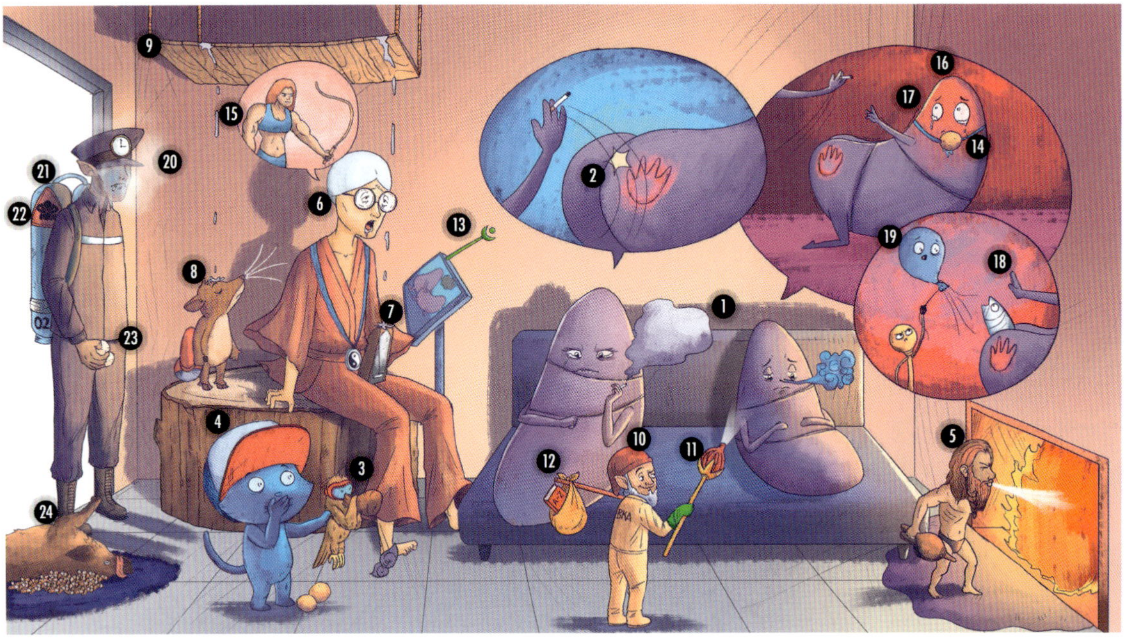


**1**

**2**

**3**

**4**

**5**

6

7

8

9

10

11

12

13

14

15

16

17

18

19

20

21

22

23

24

# **Blutgasanalyse** BGA

## EIN FALL FÜR DAS BKA

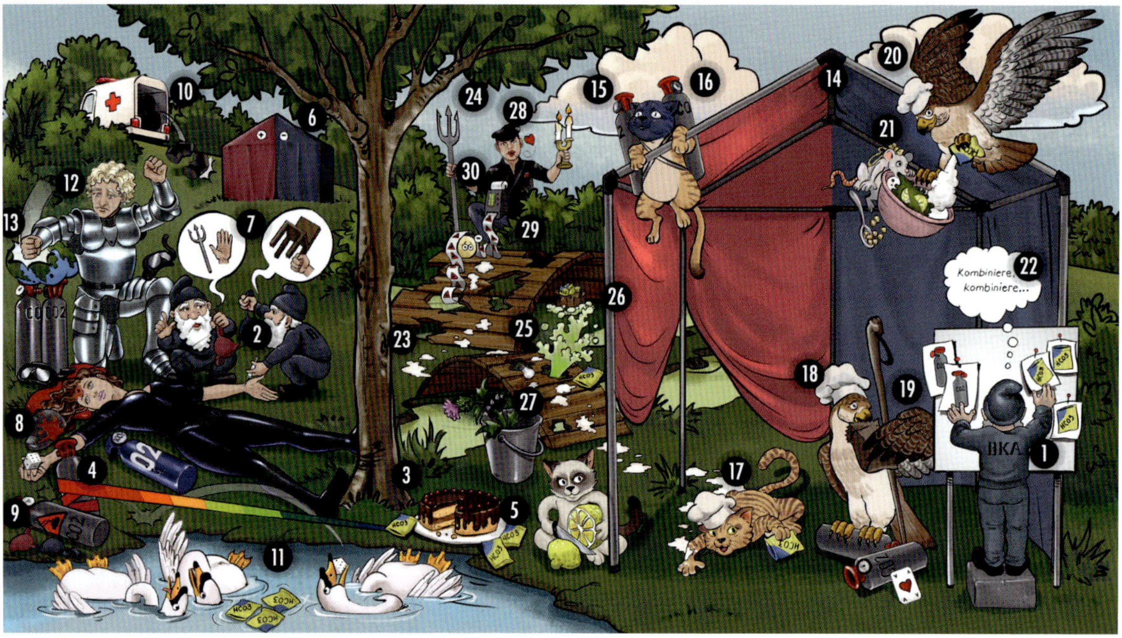


**1**

**2**

**3**

**4**

**5**

**6**

**7**

8

9

10

11

12

13

14

15

16

17

18

19

20

21

22

23

24

25

26

27

28

29

30

# **ARDS** Acute Respiratory Distress Syndrome

SEPPELS BRUTALES DARTSPIEL

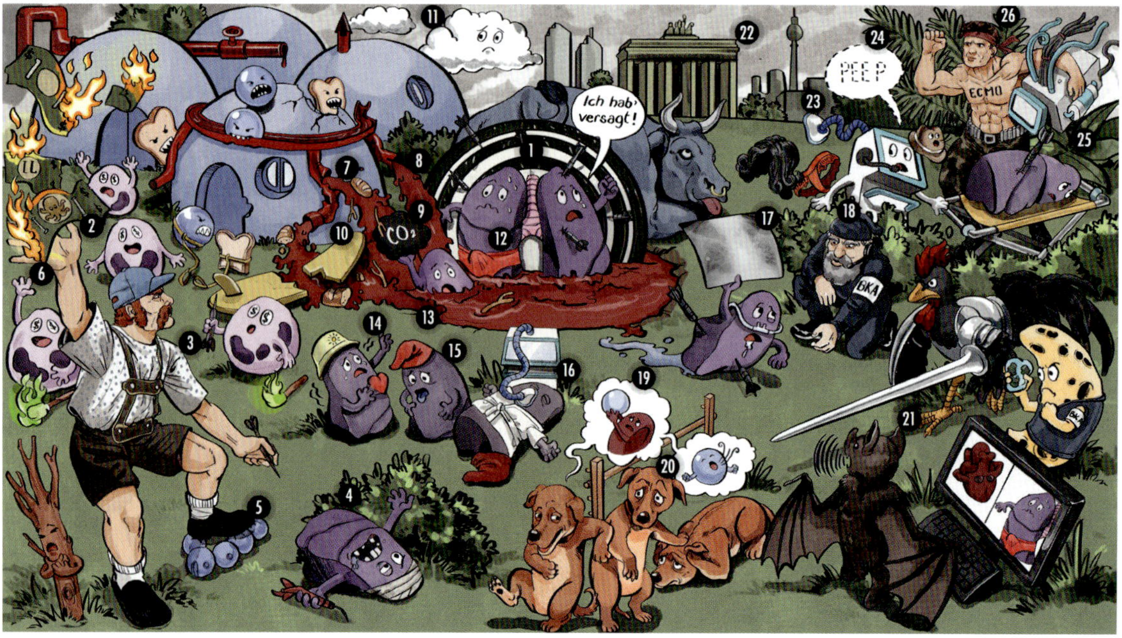

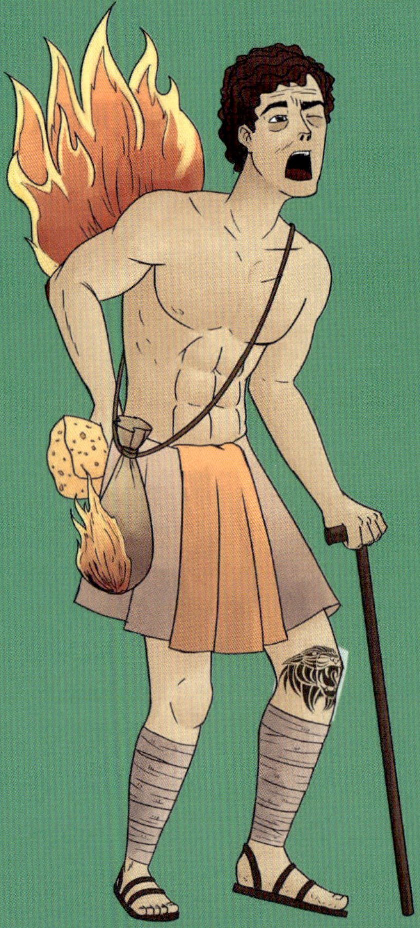

# Rheumatologie

# Kawasaki Syndrom

## Die Cava-Sage – das Höhlenmärchen

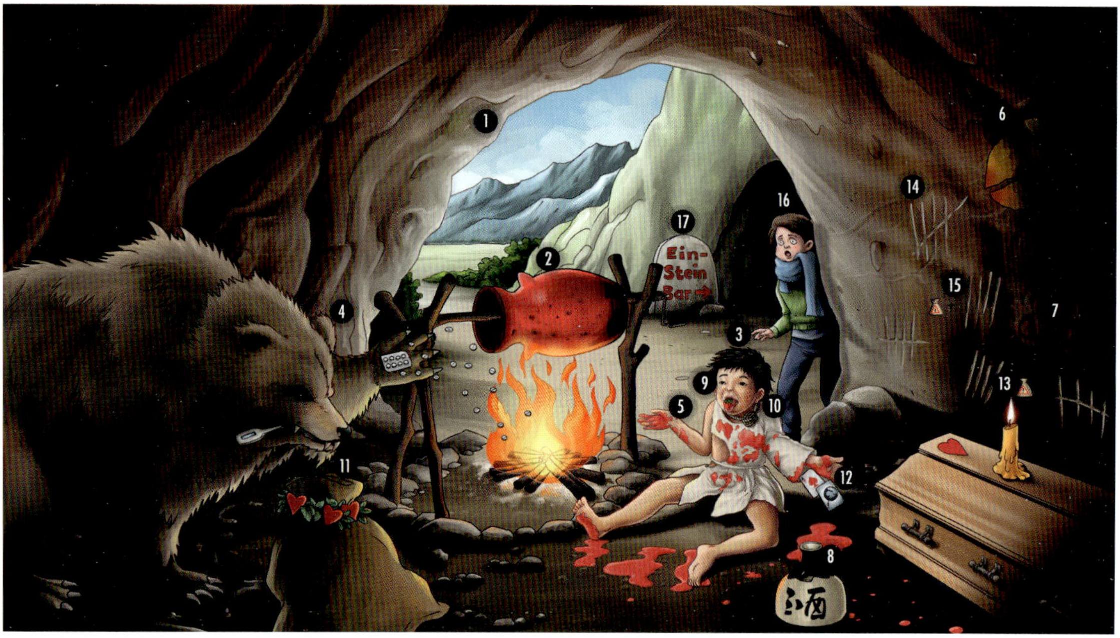

# **Lupus erythematodes** ACR-Kriterien

## Die Geschichte vom Wolf (Lupus, lat. ‚Wolf') und dem Mädchen

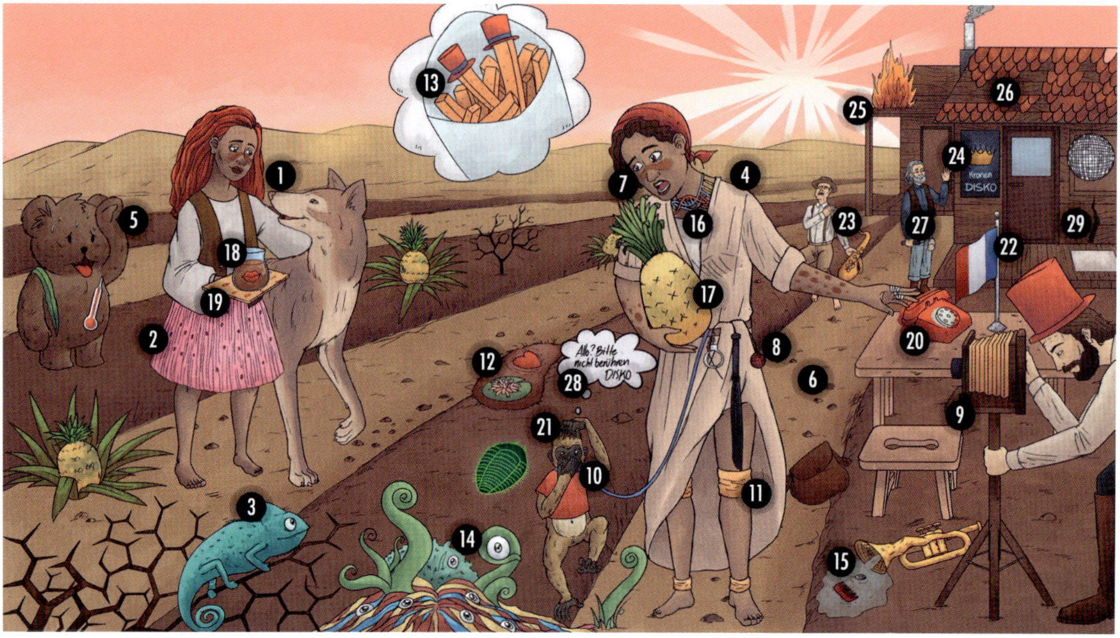


**1**

**2**

**3**

**4**

**5**

**6**

7

8

9

10

11

12

13

14

15

16

17

18

19

20

21

22

23

24

25

26

27

28

29

# **Lupus erythematodes** Diagnostik & Therapie

Die Geschichte vom Wolf (Lupus, lat. ‚Wolf') und dem Mädchen

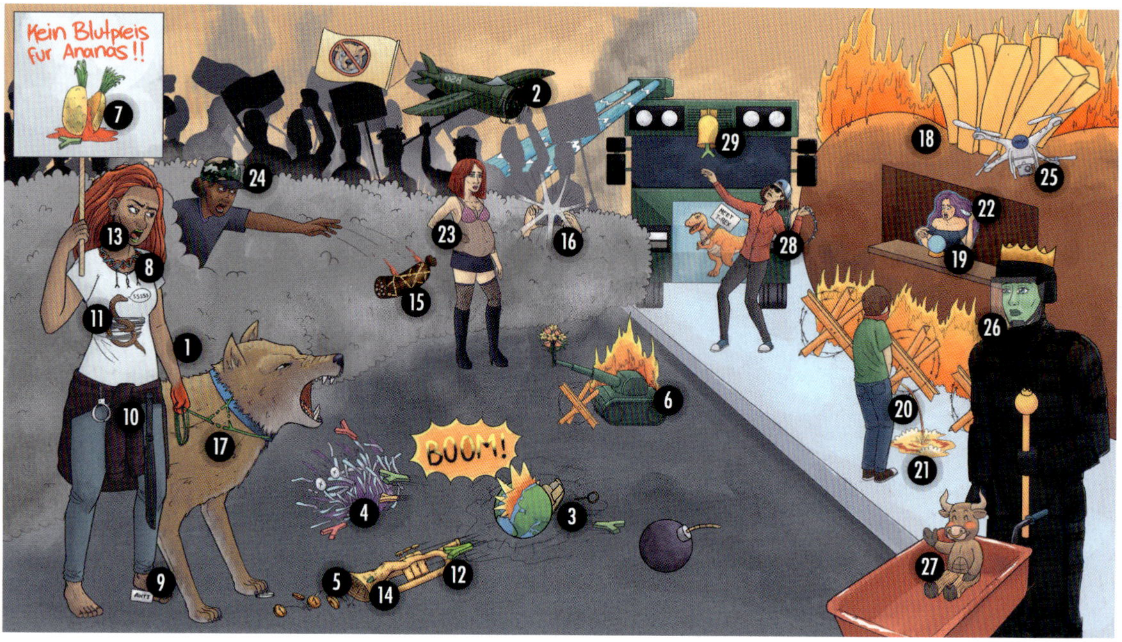


**1**

**2**

**3**

**4**

**5**

**6**

7

8

9

10

11

12

13

14

15

16

17

18

19

20

21

22

23

24

25

26

27

28

29

# Morbus Behçet

## Der Gebets-Chat

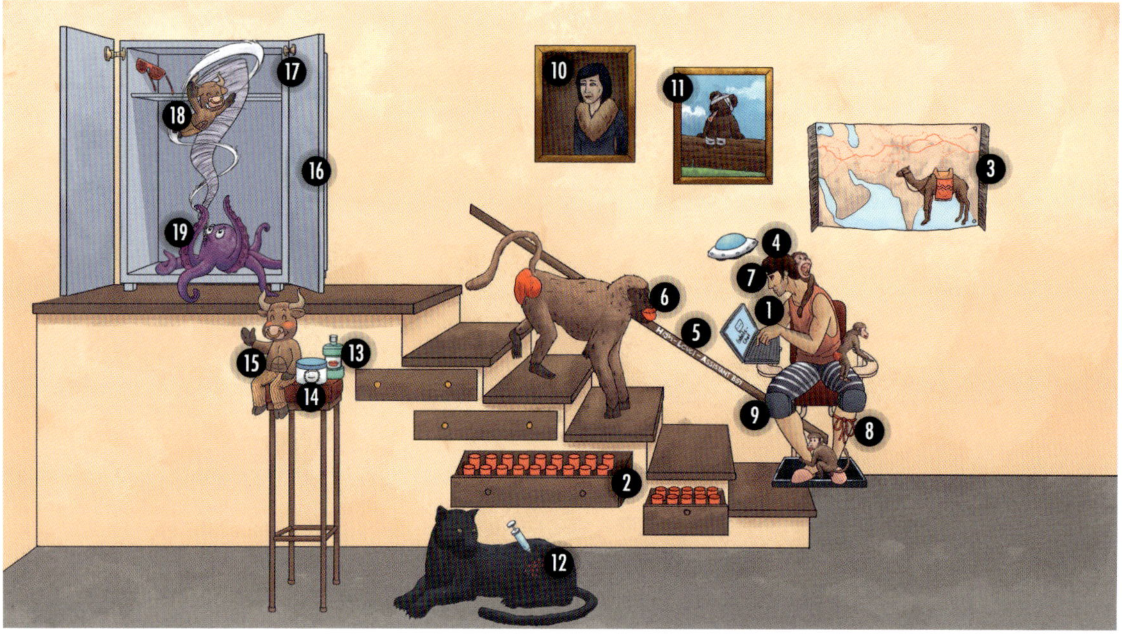


**1**

**2**

**3**

**4**

# **Panarteriitis nodosa** PAN

FIEBER-BÄRS ZAUBERFLÖTE: DIE PANNE MIT DER PANFLÖTE

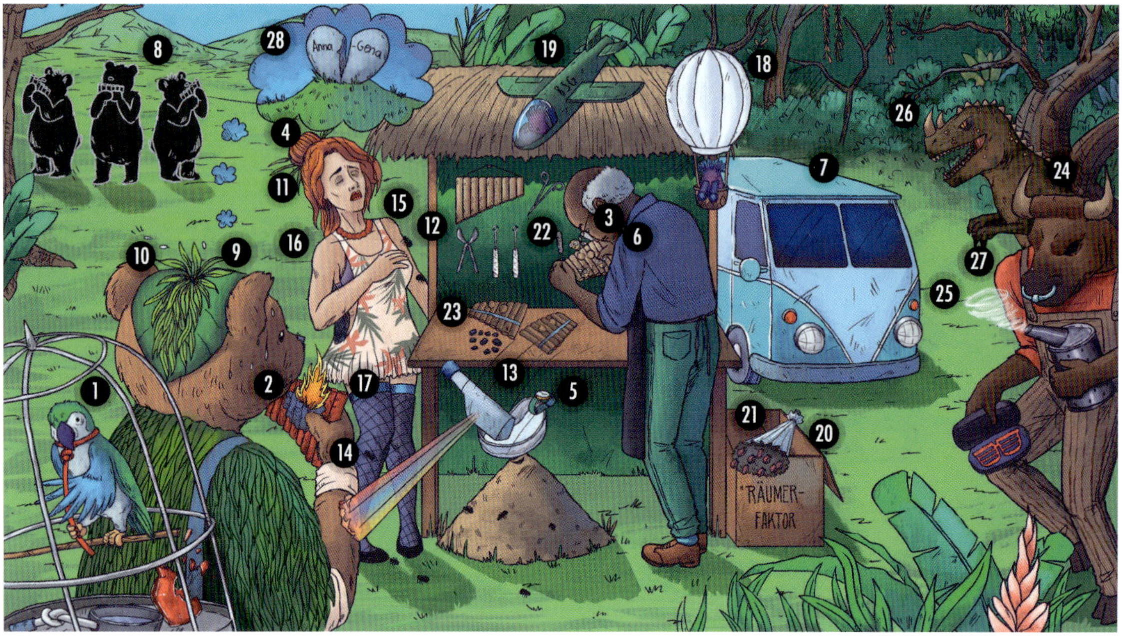


1

2

3

4

5

6

**7**

**8**

**9**

**10**

**11**

**12**

**13**

**14**

**15**

**16**

**17**

**18**

**19**

**20**

**21**

**22**

**23**

**24**

**25**

**26**

**27**

**28**

# **Polyangiitis mit Granulomatose** M. Wegener

POLYGONARTIGE VASEN DES VERWEGENEN TÖPFERS

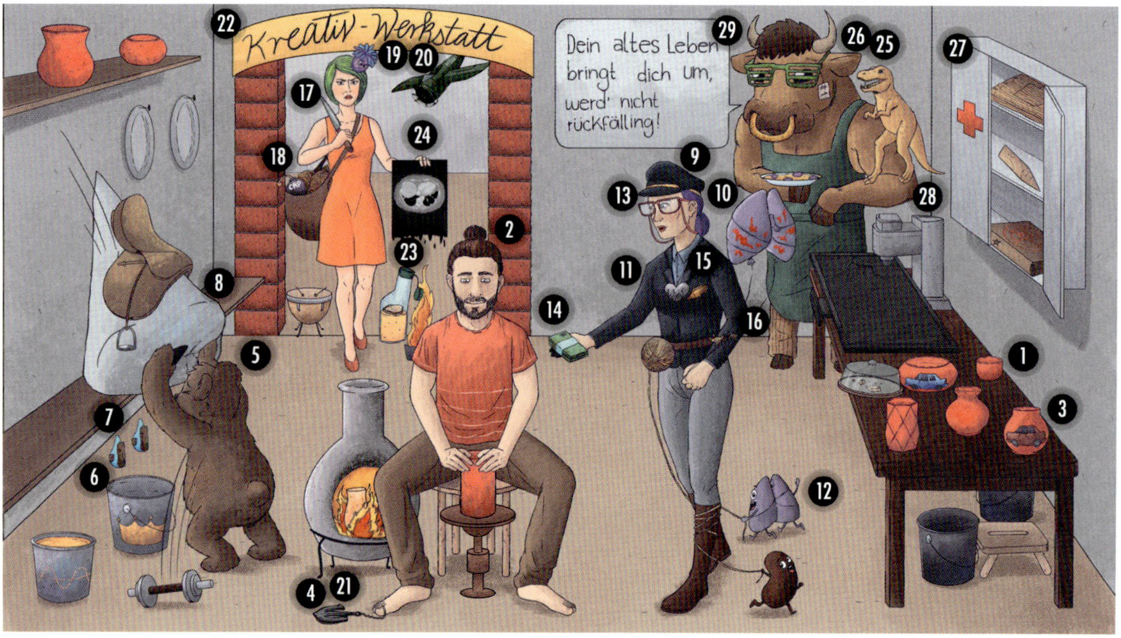


**1**

**2**

**3**

**4**

**5**

**6**

7

8

9

10

11

12

13

14

15

16

17

18

19

20

21

22

23

24

25

26

27

28

29

# Purpura Schönlein Henoch

DIE PURPUR-SCHÖN-EI-HENNE

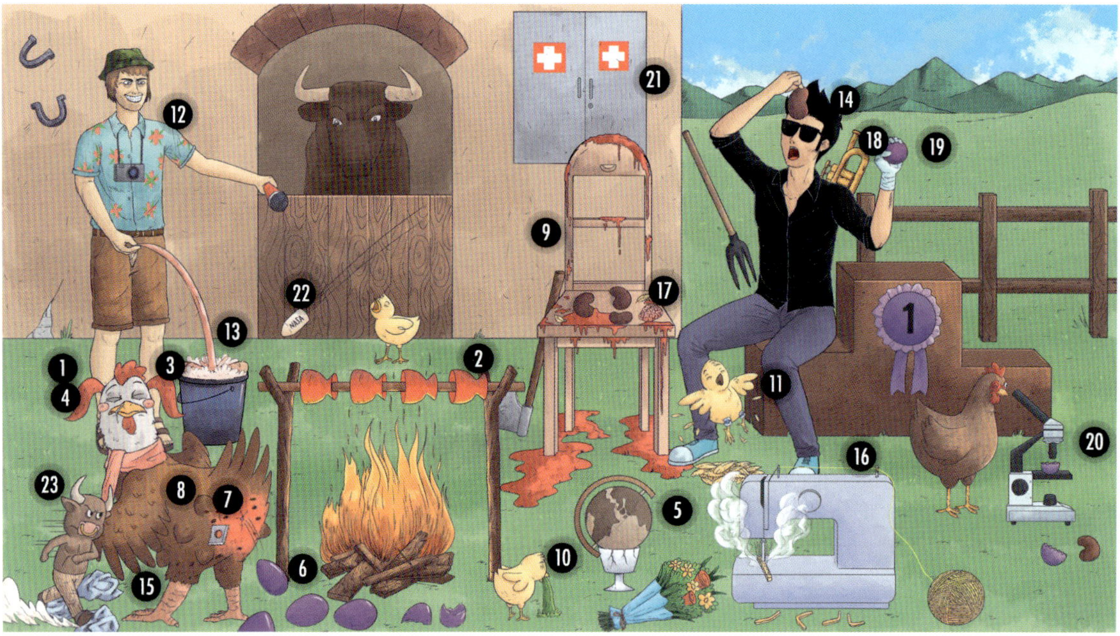


1

2

3

4

5

6

7

8

9

10

11

12

13

14

15

16

17

18

19

20

21

22

23

# Sjögren-Syndrom

## Sioux-Green-Indianerin mit grünem Federschmuck

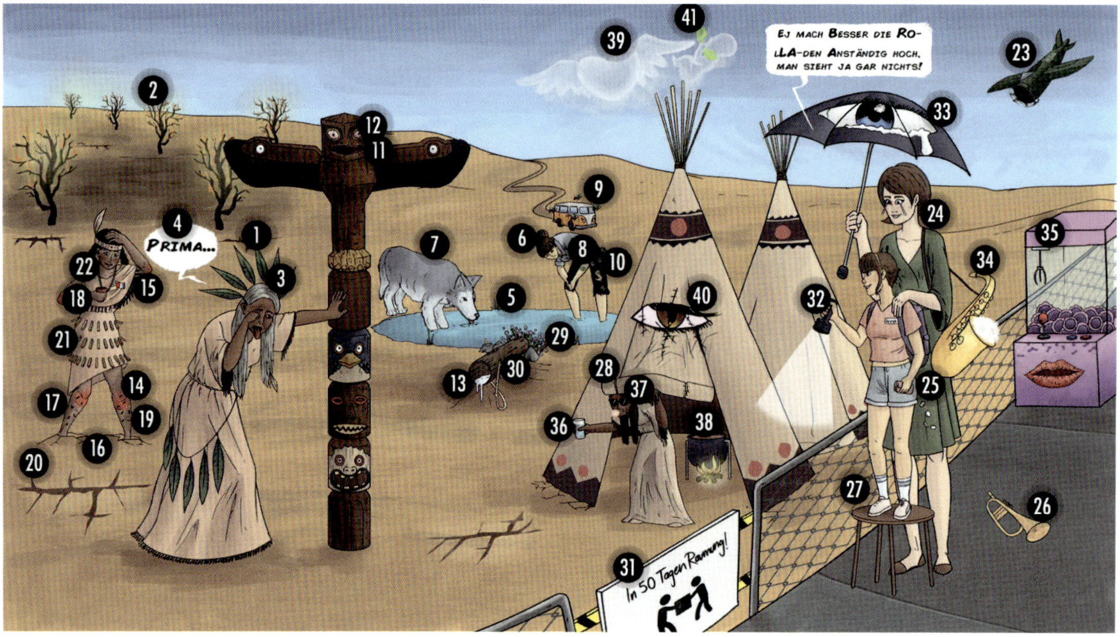

1/2

# Sjögren-Syndrom

## Sioux-Green-Indianerin mit grünem Federschmuck

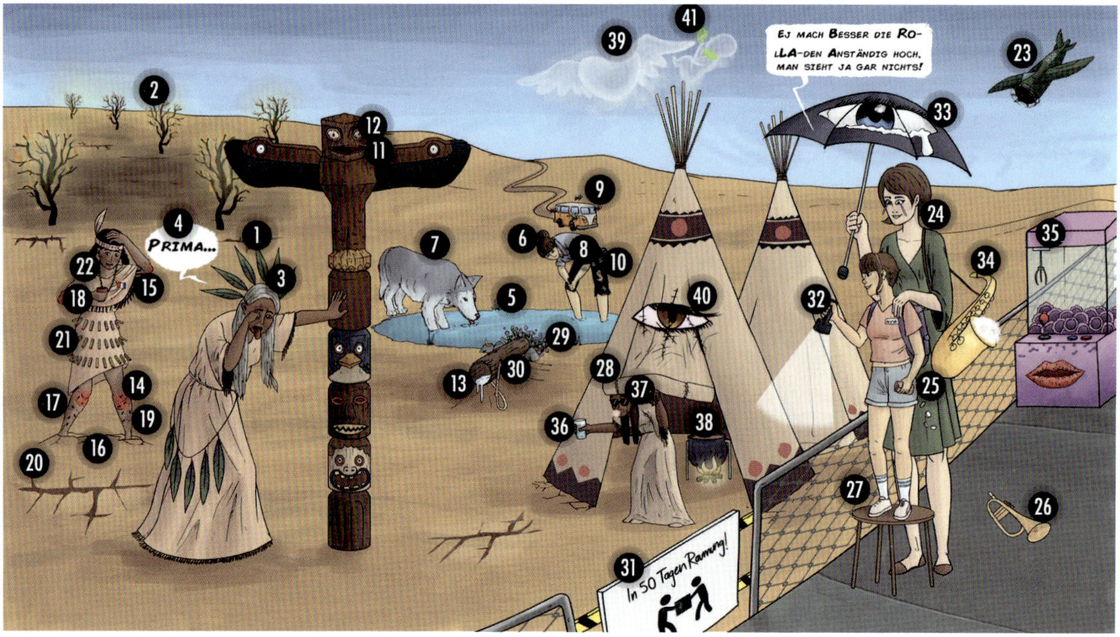

21

22

23

24

25

26

27

28

29

30

31

32

33

34

35

36

37

38

39

40

41

# Raynaud-Phänomen / -Syndrom

Raynault im Winterstau

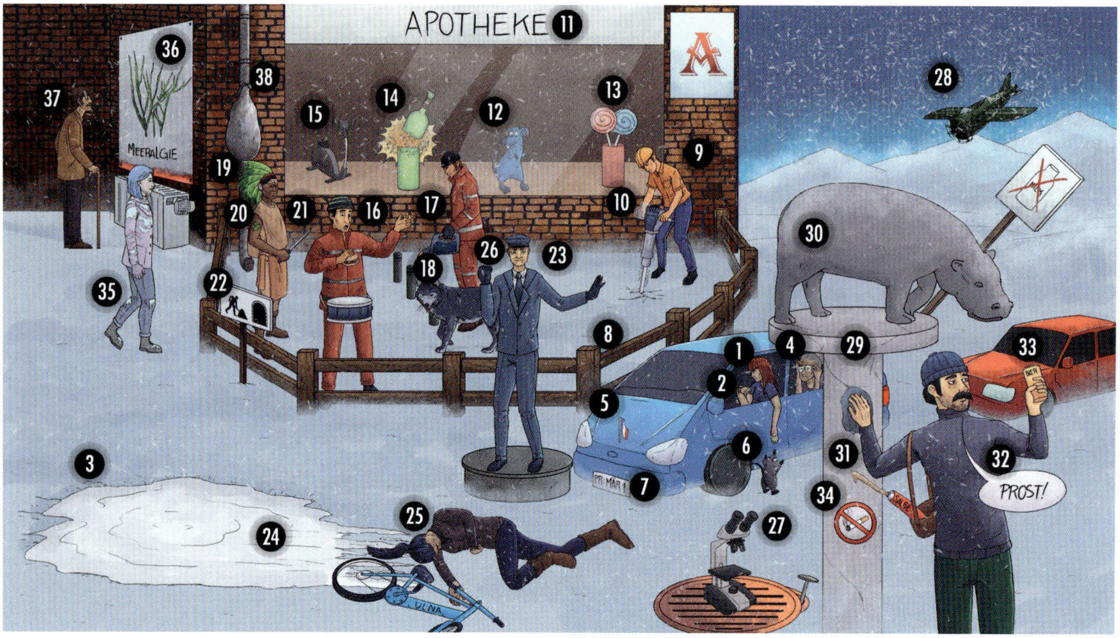

# **Raynaud-Phänomen** / -Syndrom

RAYNAULT IM WINTERSTAU

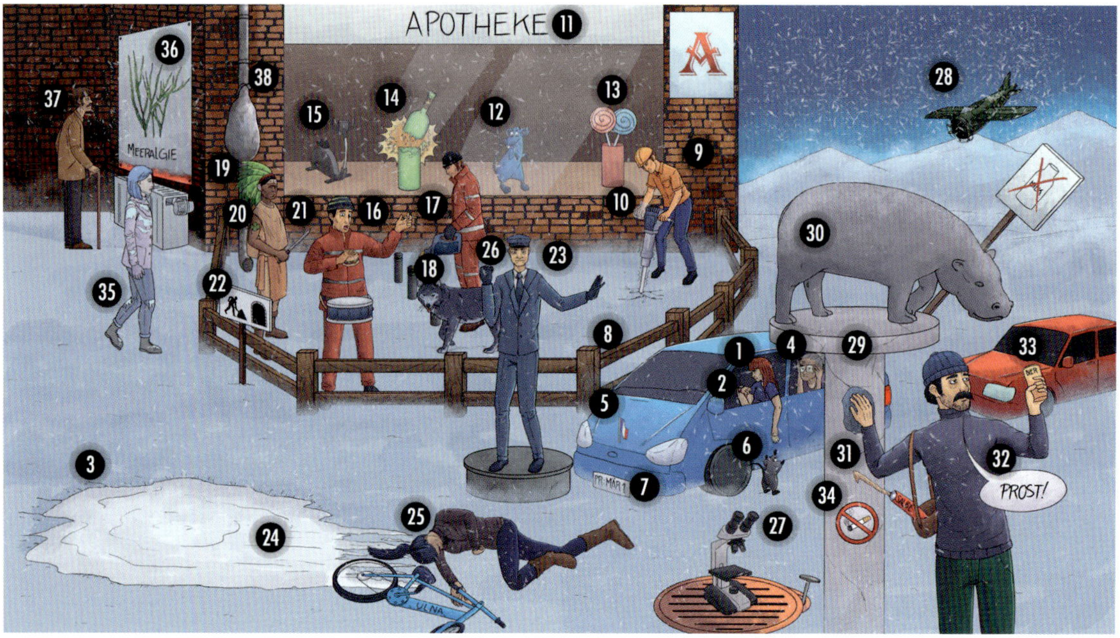

20

21

22

23

24

25

26

27

28

29

30

31

32

33

34

35

36

37

38

# Takayasu Arteriitis

TAKA-YA-SU KLAN-KRIEG AUF DEM "GROSSEN ROTEN HIGHWAY"

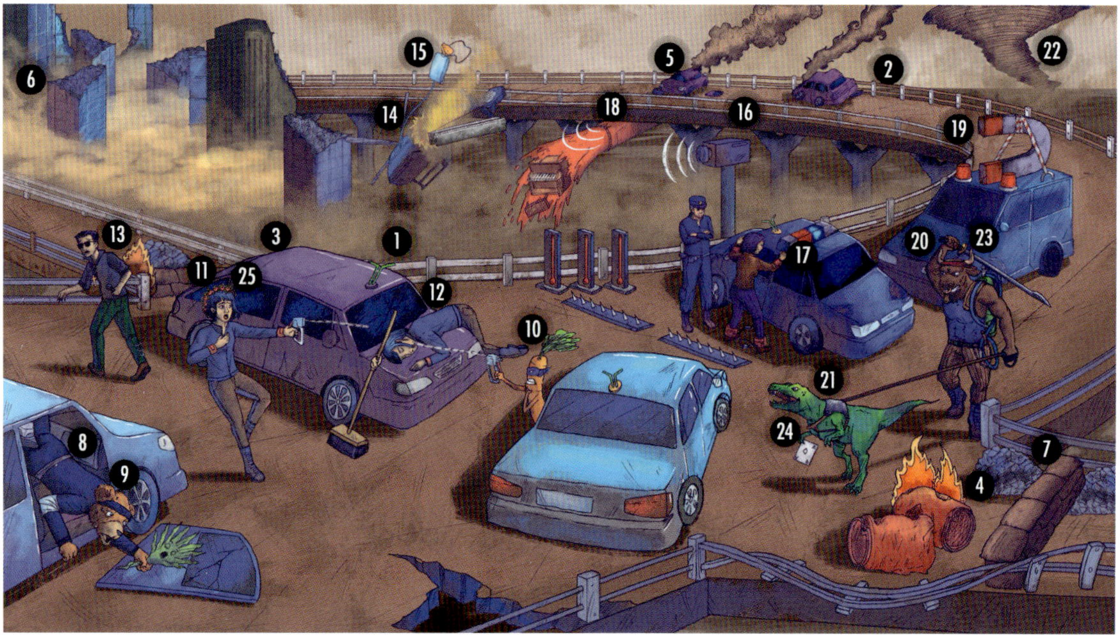


1

2

3

4

5

6

7

8

9

10

11

12

13

14

15

16

17

18

19

20

21

22

23

24

25

# Poly- & Dermatomyositis

## Dagmars fleischfressende Pflanzen

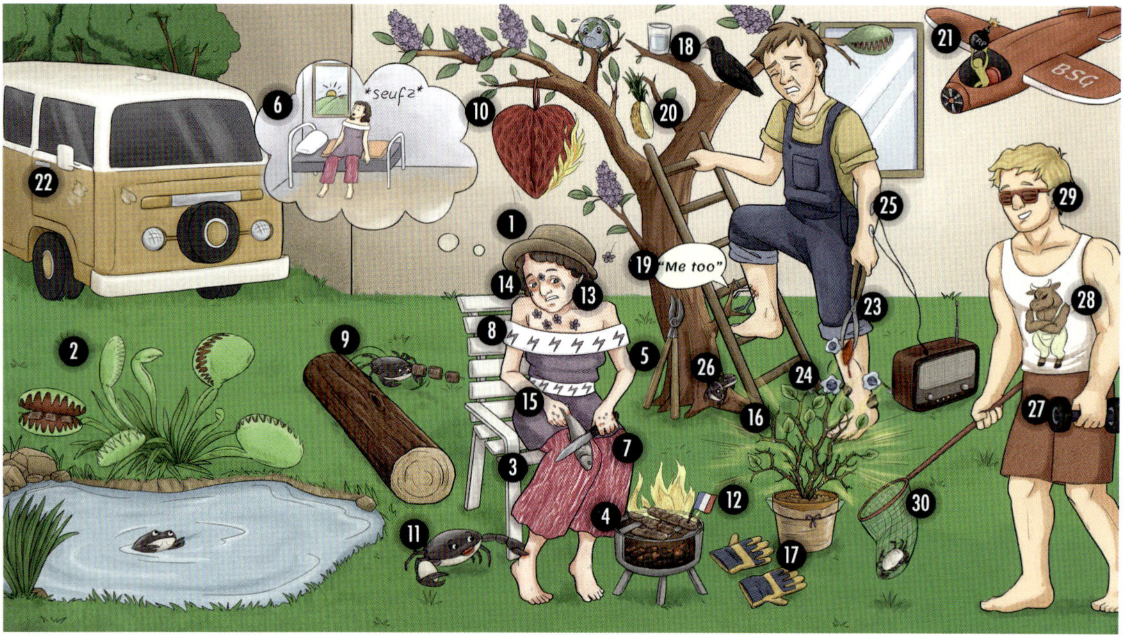


**1**

**2**

**3**

**4**

**5**

**6**

7

8

9

10

11

12

13

14

15

16

17

18

19

20

21

22

23

24

25

26

27

28

29

30

# **Sklerodermie** und die systemische Sklerose

## Kleerosen

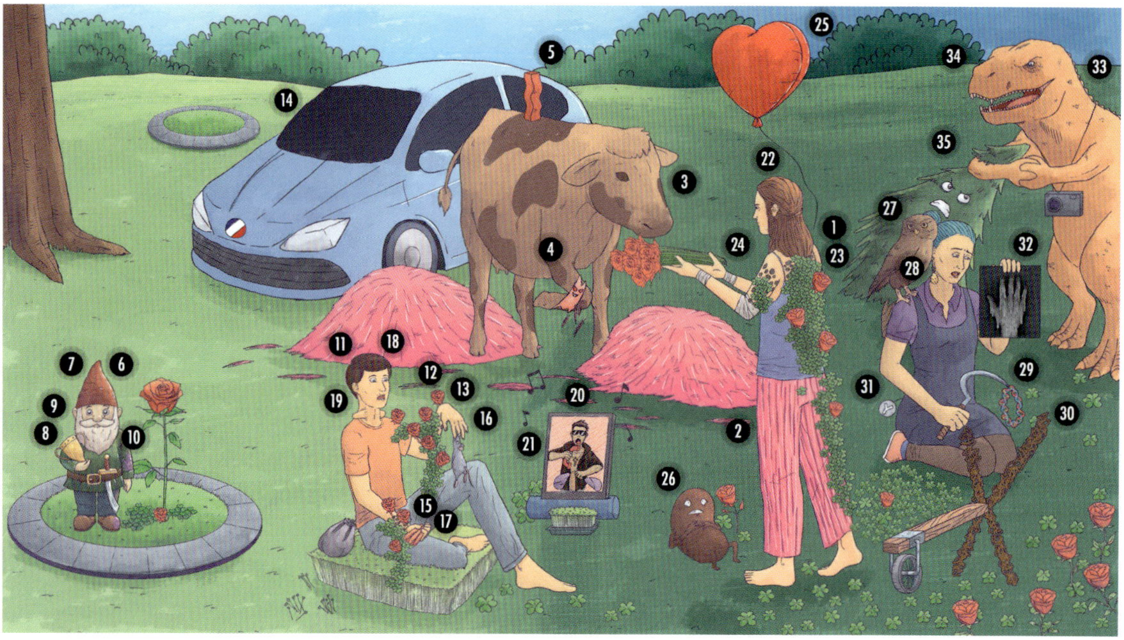

1

2

3

4

5

6

7

8

9

10

11

12

13

14

15

16

17

18

1/2

# **Sklerodermie** und die systemische Sklerose

KLEEROSEN

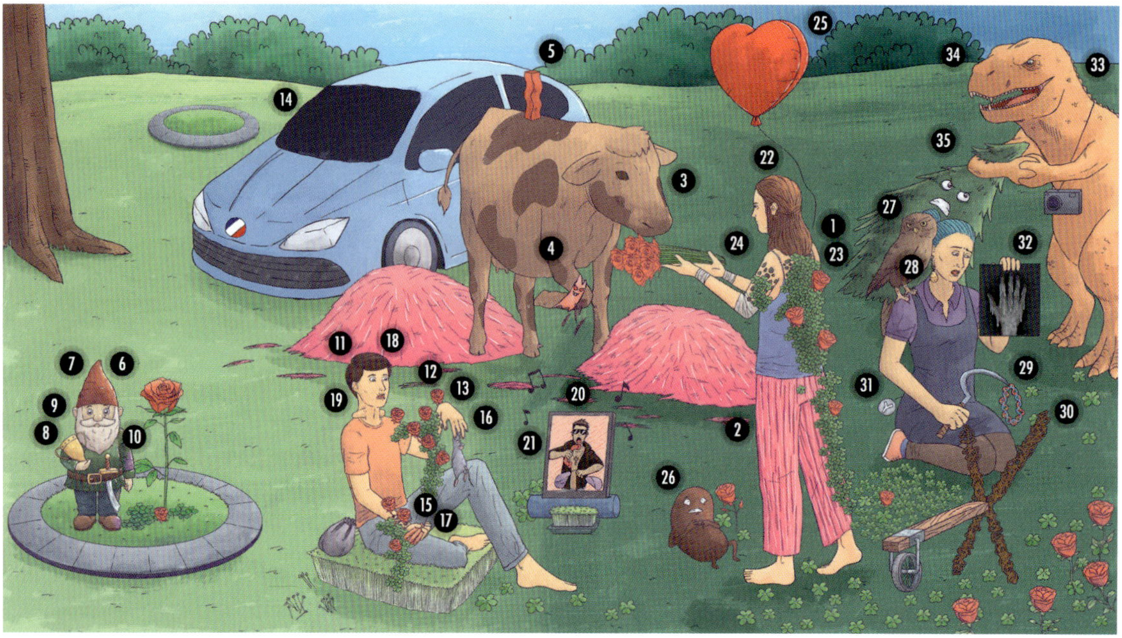

19

20

21

22

23

24

25

26

27

28

29

30

31

32

33

34

35

# **Axiale Spondylarthritis** M. Bechterew

SPECHT ("SPECHTEREW")

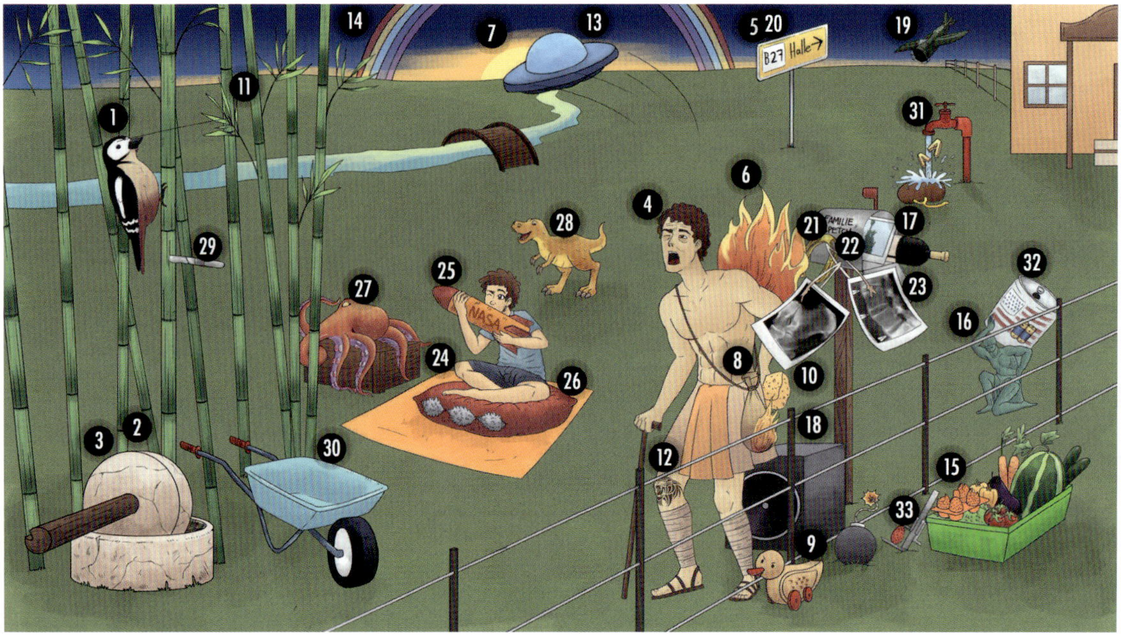


**1**

**2**

**3**

**4**

**5**

**6**

**7**

**8**

# **Polymyalgia rheumatica** PMR

## POLLY, DIE MÜLL-RÄUMERIN, UND DER RIESE

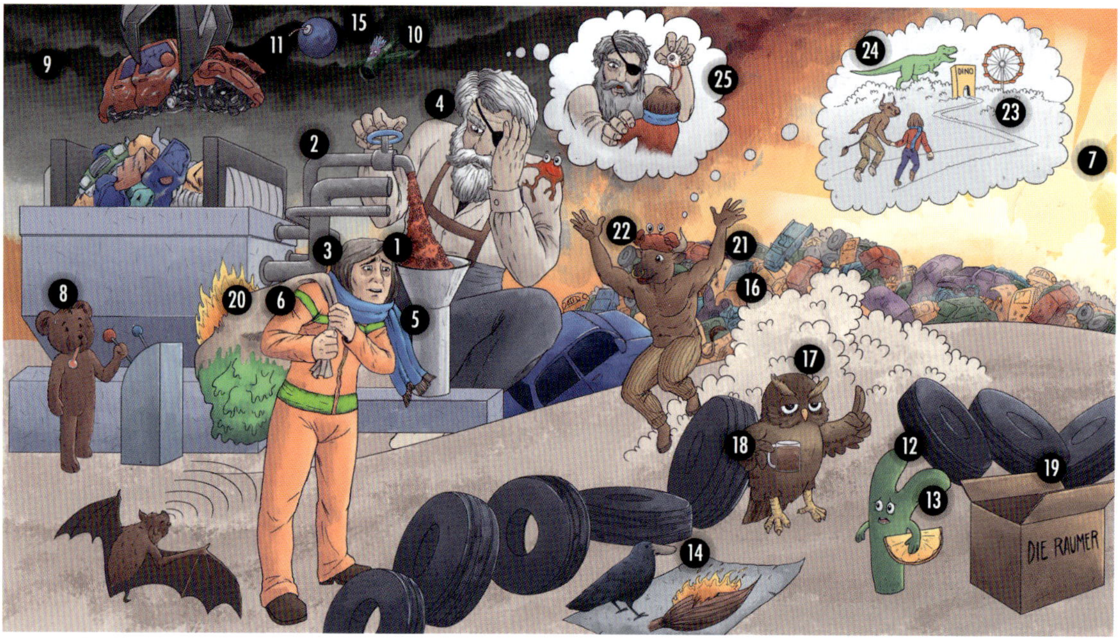


**1**

**2**

**3**

**4**

**5**

6

7

8

9

10

11

12

13

14

15

16

17

18

19

20

21

22

23

24

25

# **Rheumatoide Arthritis** Klinik

## RÄUMER BEI DER KÜNSTLERIN

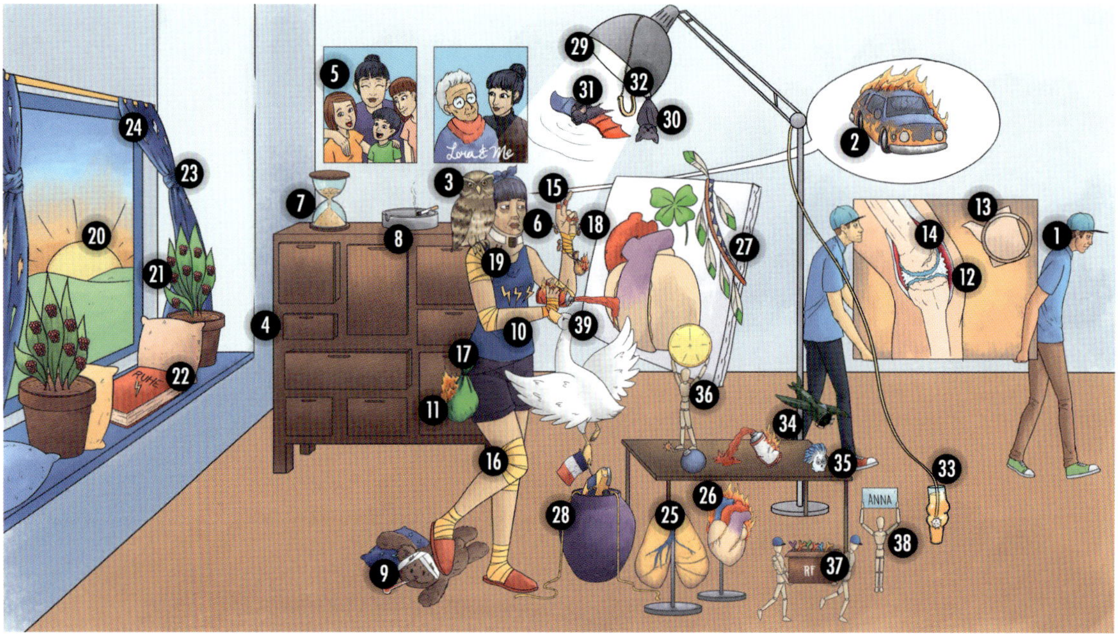

1/2

# **Rheumatoide Arthritis** Klinik

## RÄUMER BEI DER KÜNSTLERIN

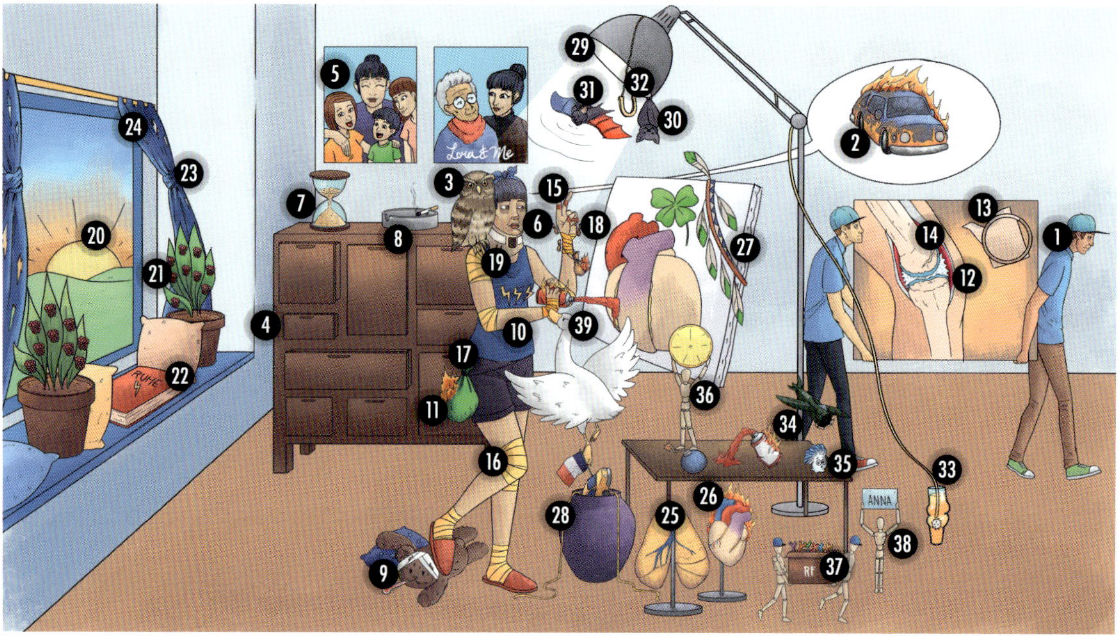

20

21

22

23

24

25

26

27

28

29

30

31

32

33

34

35

36

37

38

39

# **Rheumatoide Arthritis** Sonderformen

AUSSTELLUNG DER KÜNSTLERIN

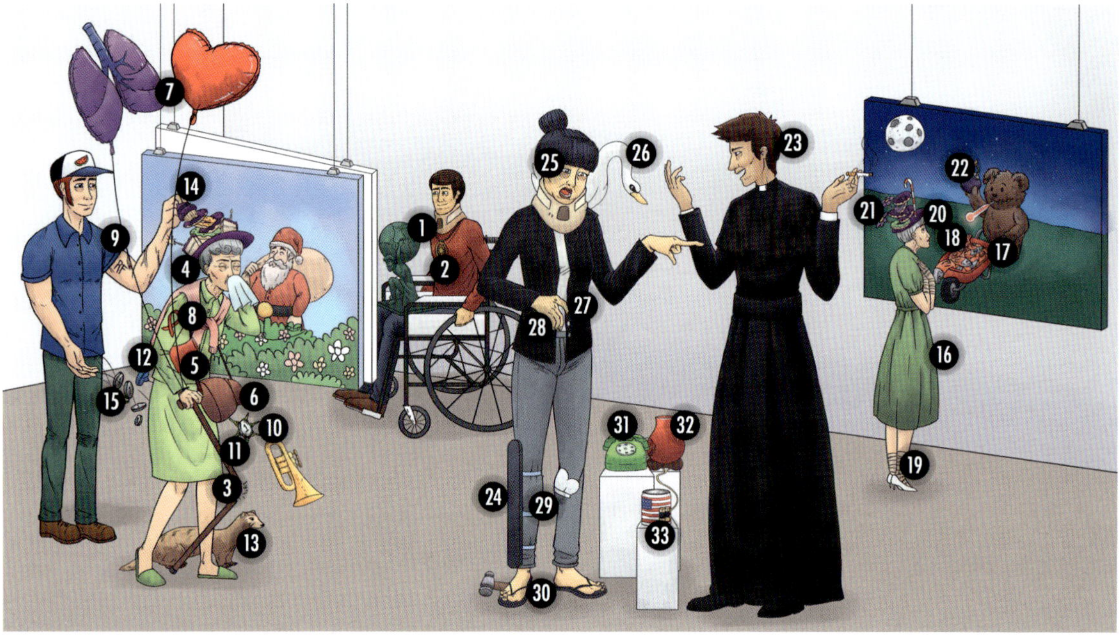

1

2

3

4

5

6

7

8

9

10

11

12

13

14

15

16

1/2

# **Rheumatoide Arthritis** Sonderformen

AUSSTELLUNG DER KÜNSTLERIN

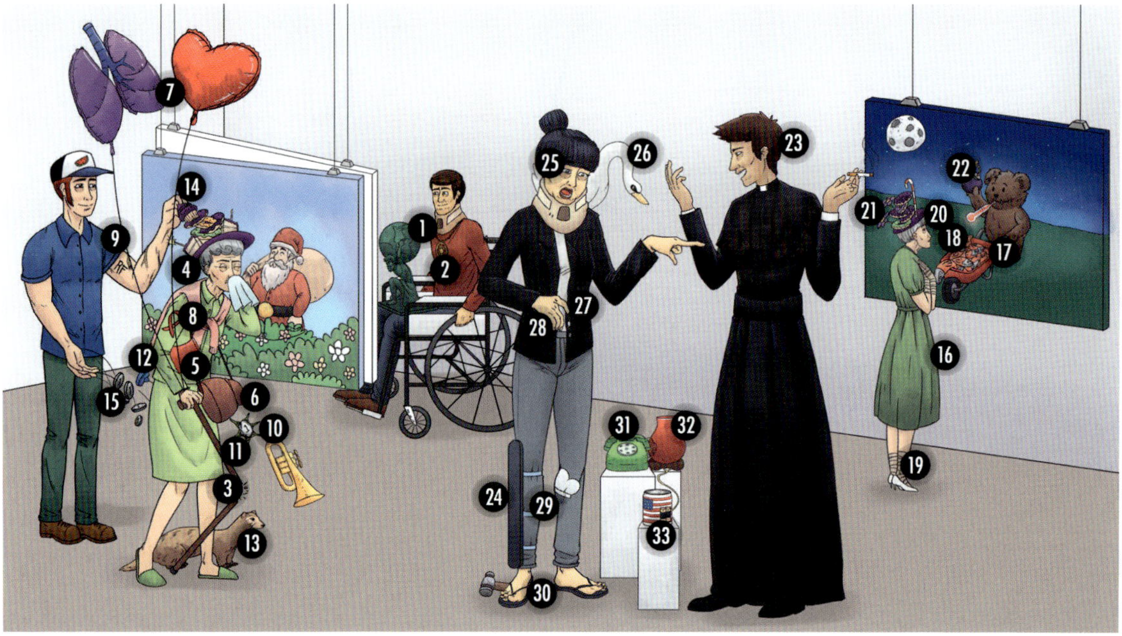

17

18

19

20

21

22

23

24

25

26

27

28

29

30

31

32

33

# **Rheumatoide Arthritis** Therapie

AUKTION: DAS VERMÄCHTNIS DER KÜNSTLERIN

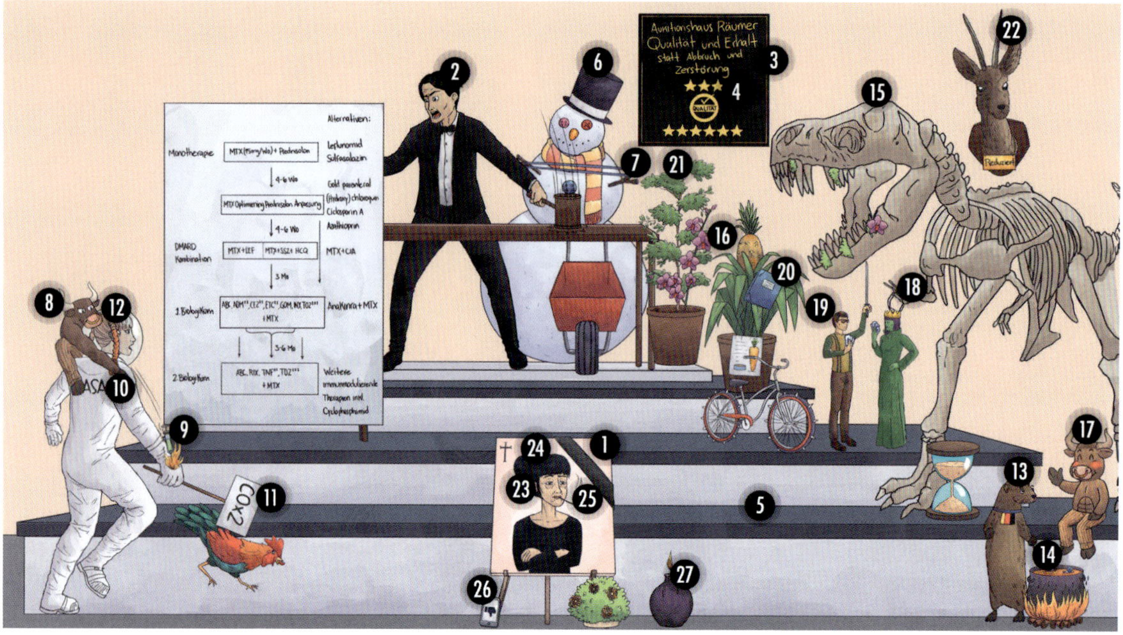


**1**

**2**

**3**

**4**

**5**

**6**

7

8

9

10

11

12

13

14

15

16

17

18

19

20

21

22

23

24

25

26

27

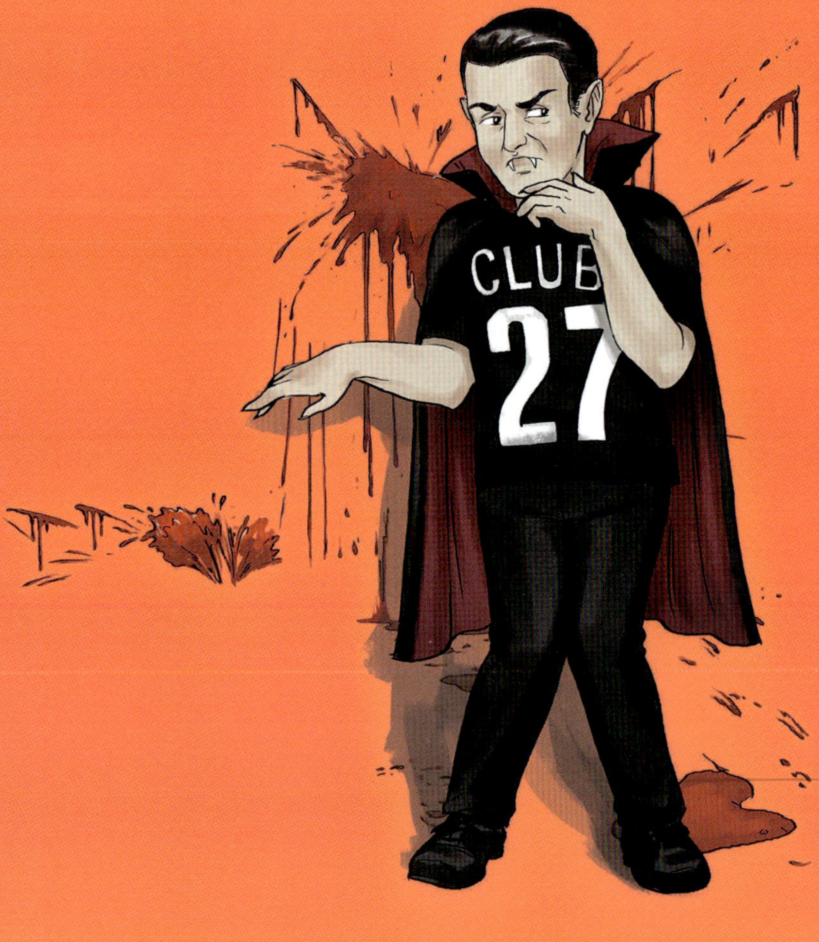
CLUB
27

# Hämatoonkologie

# Hämophilie

## Hämo-Phil, der blutliebende Vampir

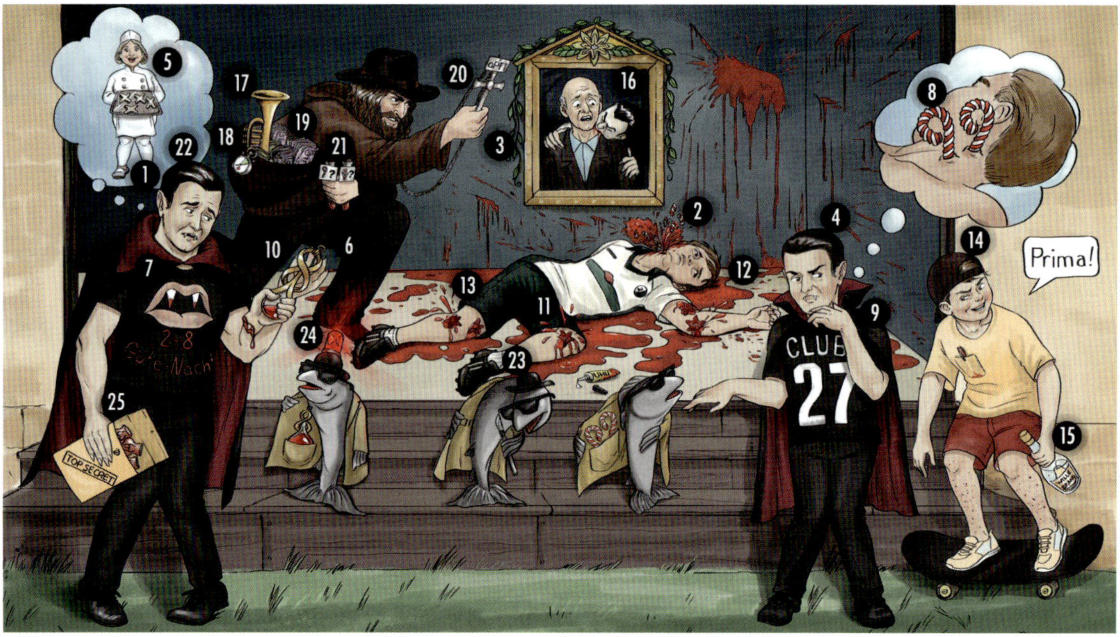


**1**

**2**

**3**

**4**

**5**

# Polycythaemia vera

## Das unerbittliche Verhör der Polizei-Oma Vera

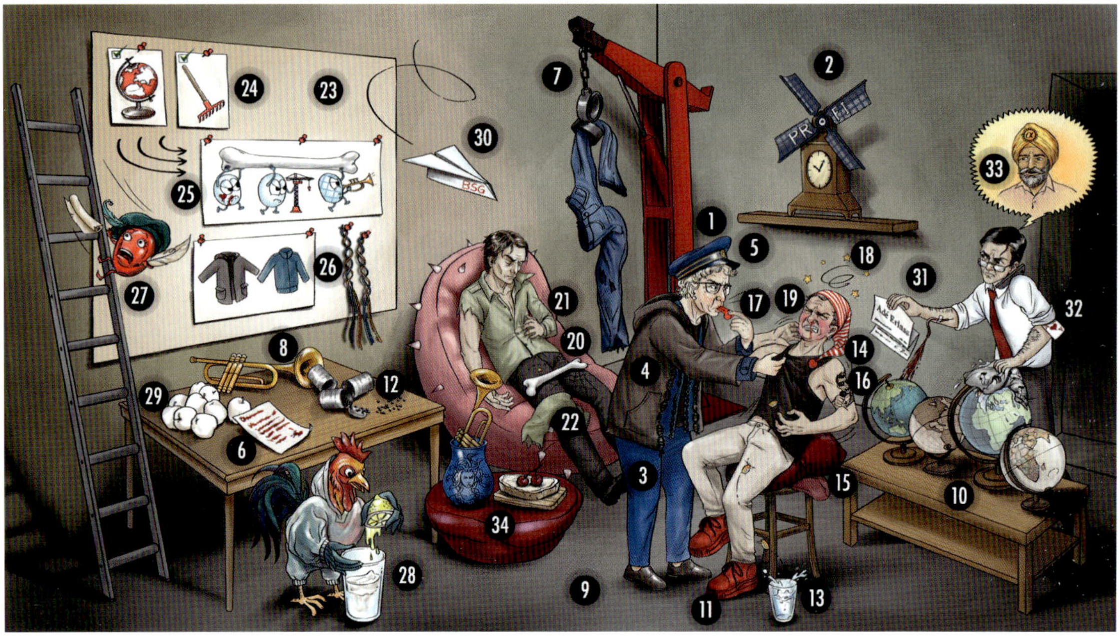

1
2
3
4
5
6
7
8
9
10
11
12
13
14
15
16
17
1/2

# Polycythaemia vera

## Das unerbittliche Verhör der Polizei-Oma Vera

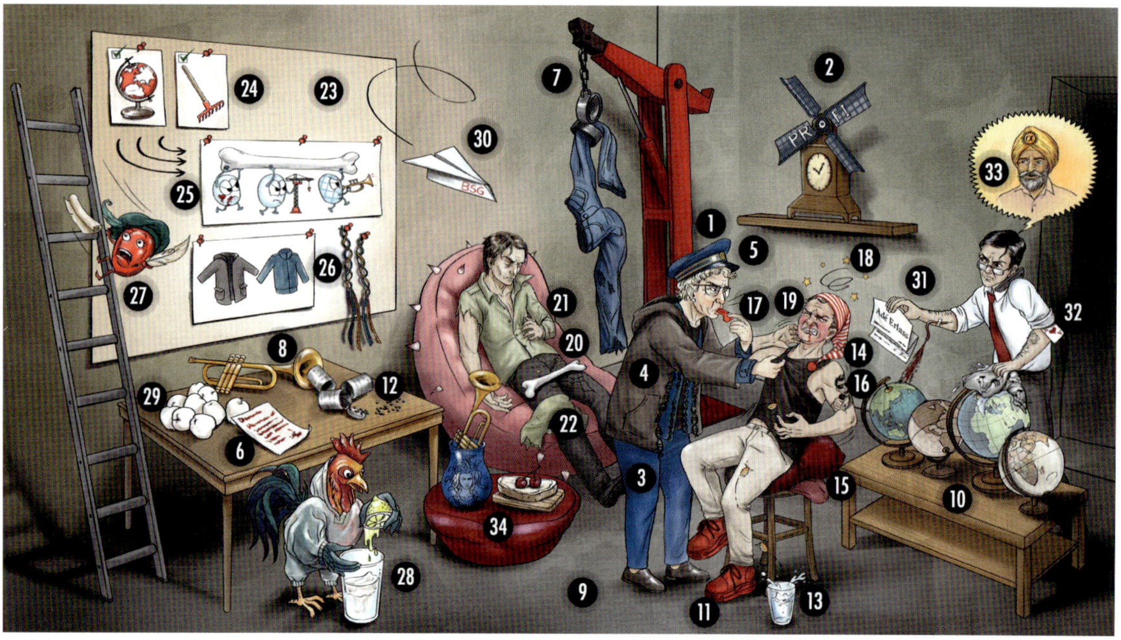

18

19

20

21

22

23

24

25

26

27

28

29

30

31

32

33

34

# **Chronisch myeloische Leukämie** CML

## Das Kamel, das unbedingt die Liberty-Bell sehen wollte

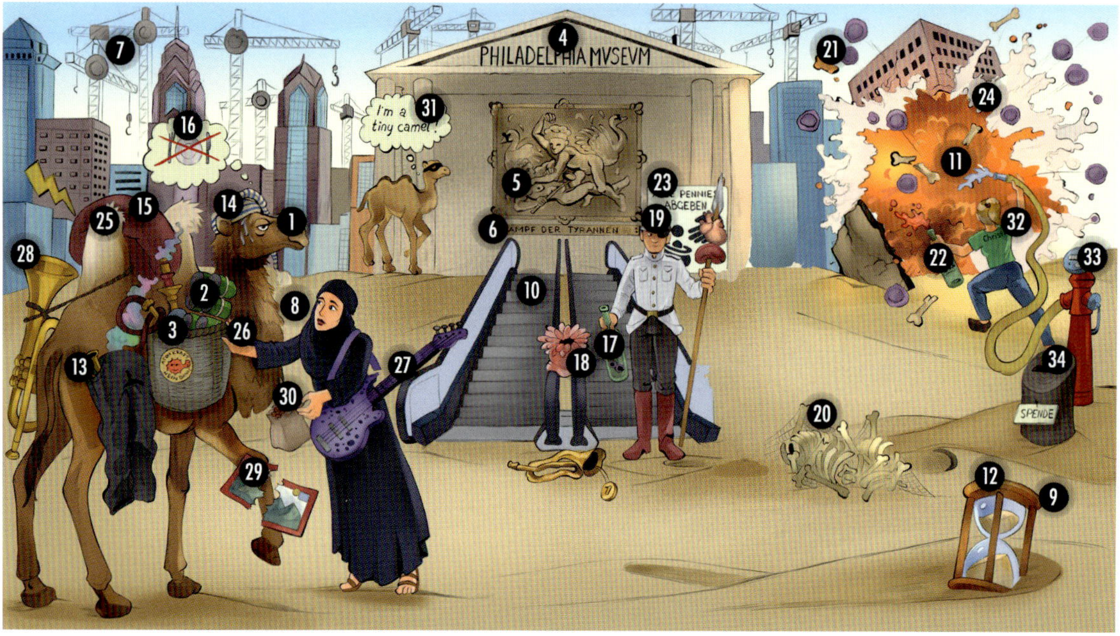

1

2

3

4

5

6

7

8

9

10

11

12

13

14

15

16

17

1/2

# Chronisch myeloische Leukämie CML

DAS KAMEL, DAS UNBEDINGT DIE LIBERTY-BELL SEHEN WOLLTE

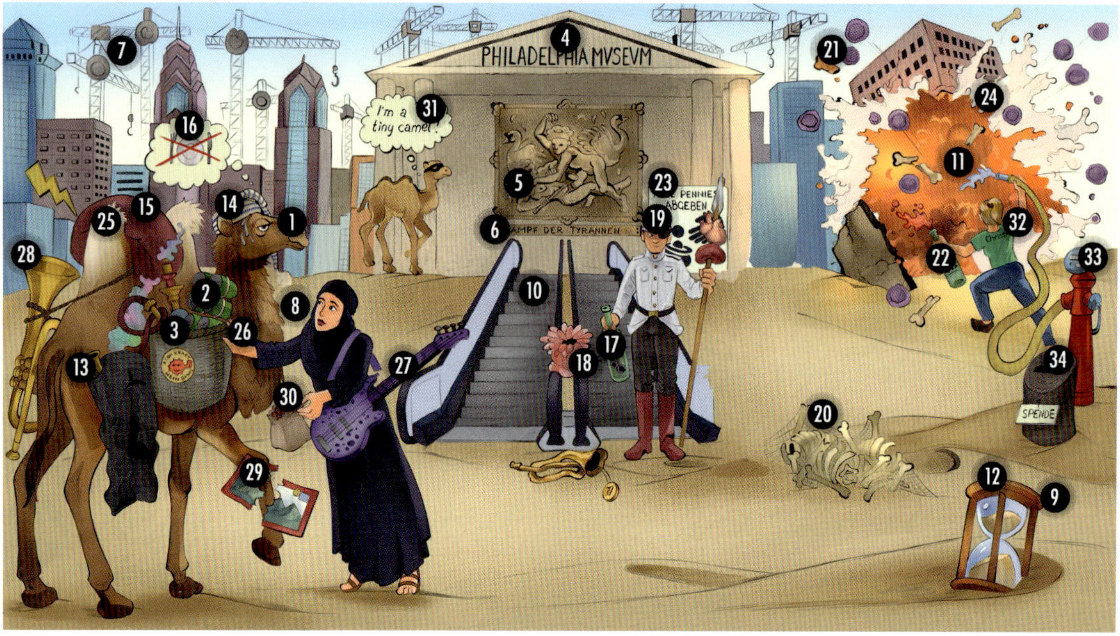

18

19

20

21

22

23

24

25

26

27

28

29

30

31

32

33

34

# Humanes Cytomegalie Virus CMV

Der Zar mit Pfau

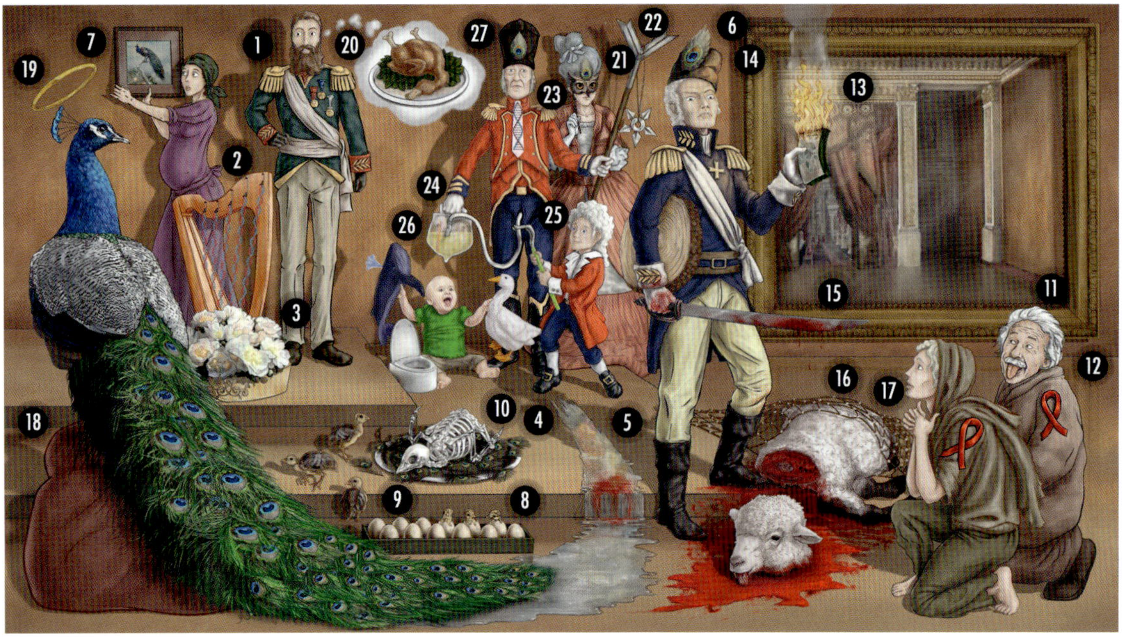


**1**

**2**

**3**

**4**

**5**

**6**

# **Infektiöse Mononukleose** Epstein-Barr-Virus EBV

EINSTEINS BAR

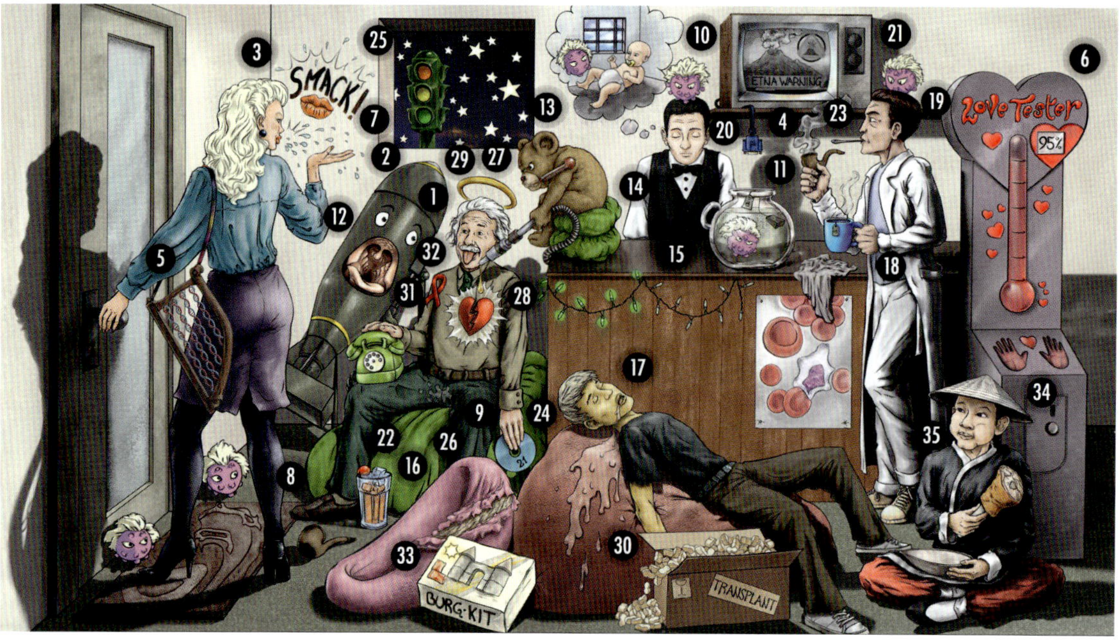

1

2

3

4

5

6

7

8

9

10

11

12

13

14

15

16

17

18

1/2

# **Infektiöse Mononukleose** Epstein-Barr-Virus EBV

EINSTEINS BAR

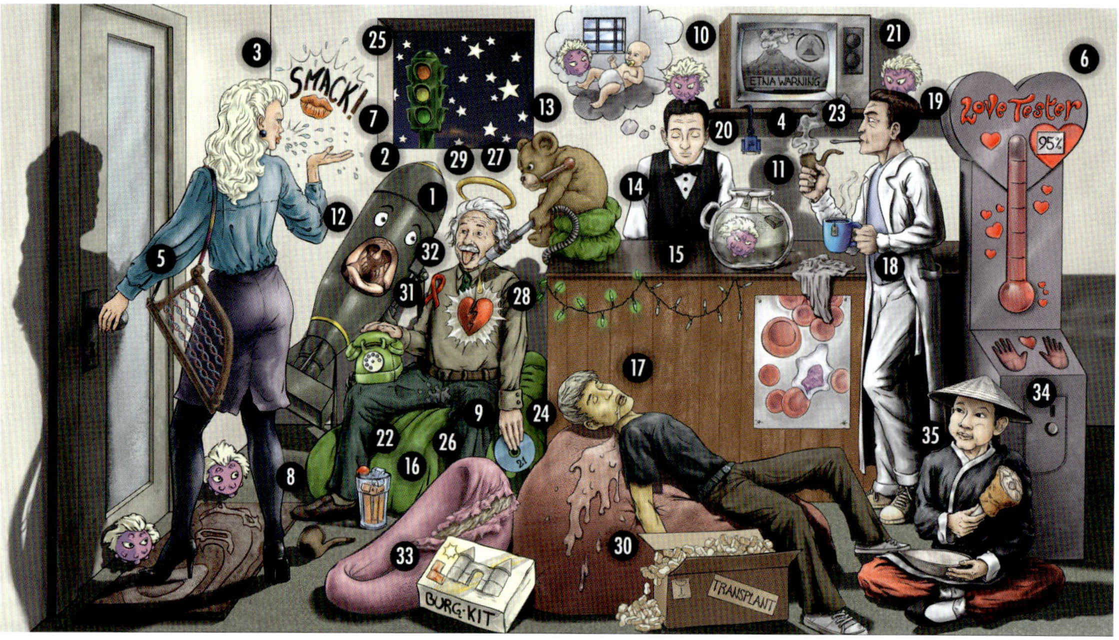

19

20

21

22

23

24

25

26

27

28

29

30

31

32

33

34

35

# **HIV/AIDS** Erreger, Klinik, Stadium A

HIVE: BIENEN IN DER SAVANNE

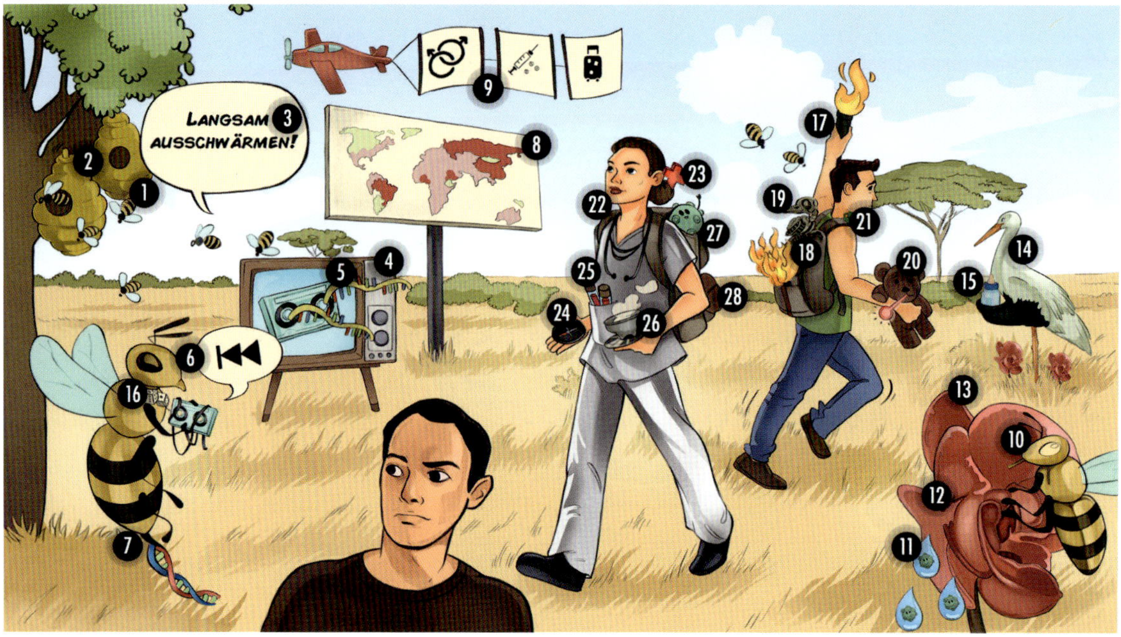


**1**

**2**

**3**

**4**

**5**

**6**

# **HIV/AIDS** Stadium B

EINSTEIN ERKLÄRT: „DAS IST NICHT RICHTIG DEFINIERT."

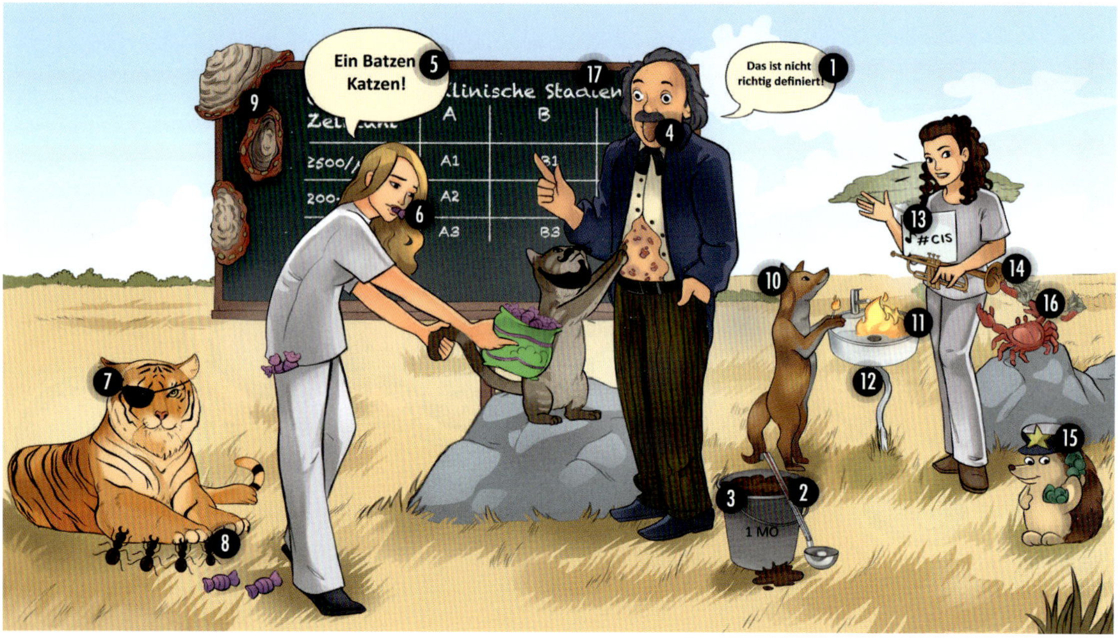


1

2

3

4

# **HIV/AIDS** Stadium C

IM C-FÖRMIGEN STADION

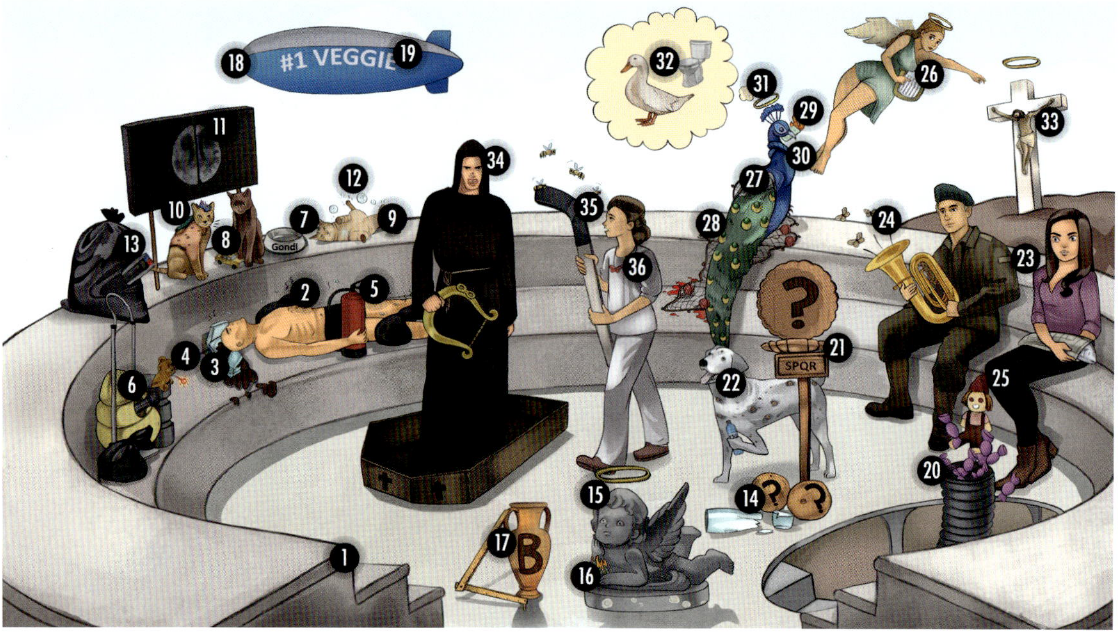

1

2

3

4

5

6

7

8

9

10

11

12

13

14

15

16

17

18

1/2

# **HIV/AIDS** Stadium C

IM C-FÖRMIGEN STADION

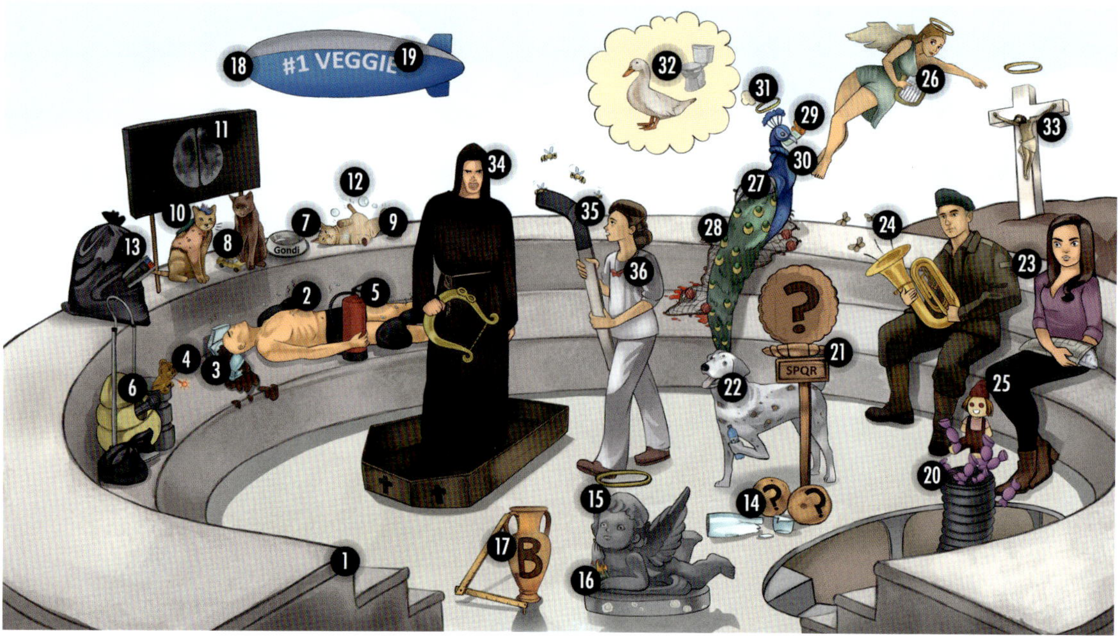

19

20

21

22

23

24

25

26

27

28

29

30

31

32

33

34

35

36

## Cart – mit dem Einkaufswagen an der AVIA

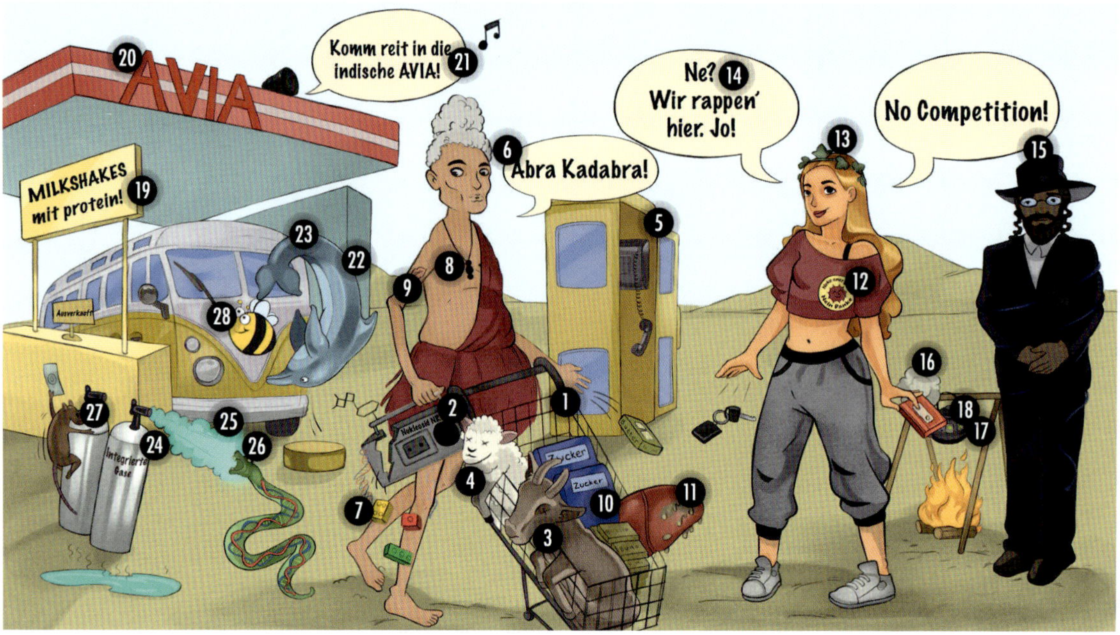


**1**

**2**

**3**

**4**

**5**

**6**

7

8

9

10

11

12

13

14

15

16

17

18

19

20

21

22

23

24

25

26

27

28

# **Malaria** Formen, Klinik

## Die miserable Arie – Ein Soundtrack für „Nofretetes Rache"

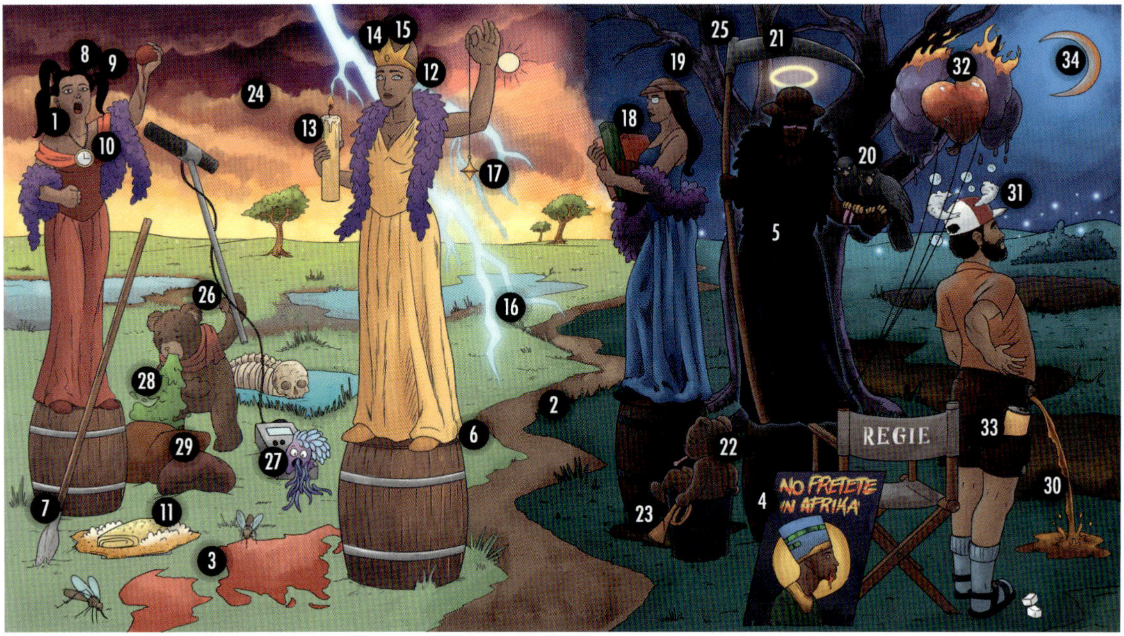

## Die Miserable Arie – Ein Soundtrack für „Nofretetes Rache"

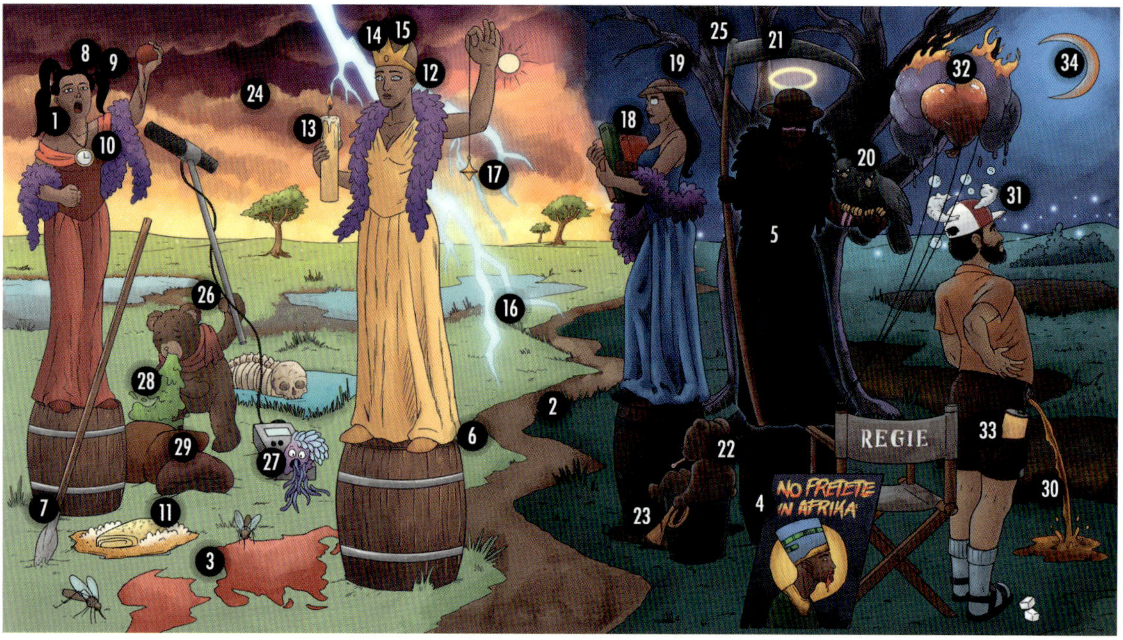

18

19

20

21

22

23

24

25

26

27

28

29

30

31

32

33

34

# **Malaria** Zyklus

„NOFRETETES RACHE" WIRD ENDLICH VERFILMT! – ACTION!

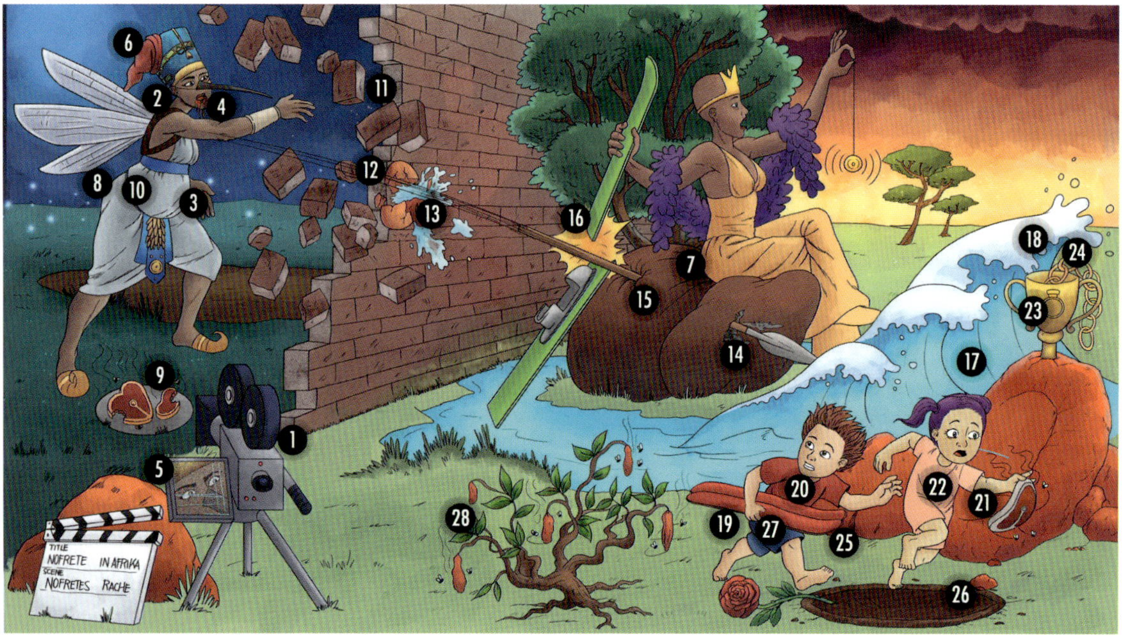


**1**

**2**

**3**

**4**

**5**

**6**

7

8

9

10

11

12

13

14

15

16

17

18

19

20

21

22

23

24

25

26

27

28

# **Malaria** Diagnostik, Therapie & Prävention

## Premiere (Prävention) des Films „Nofretetes Rache"

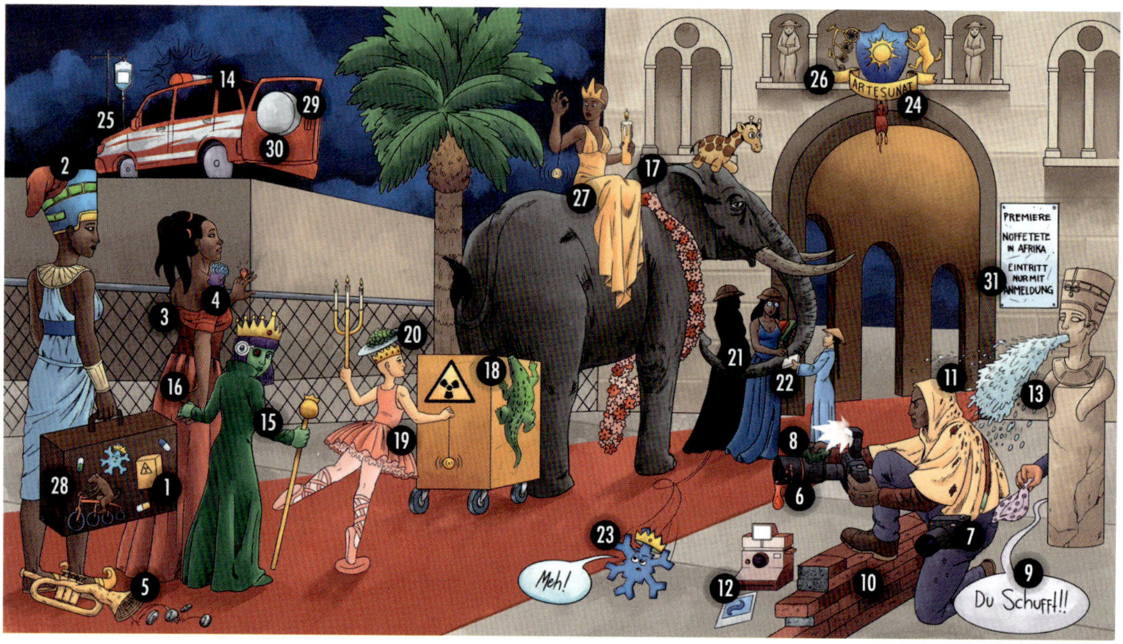


**1**

**2**

**3**

**4**

**5**

**6**

**7**

8

9

10

11

12

13

14

15

16

17

18

19

20

21

22

23

24

25

26

27

28

29

30

31

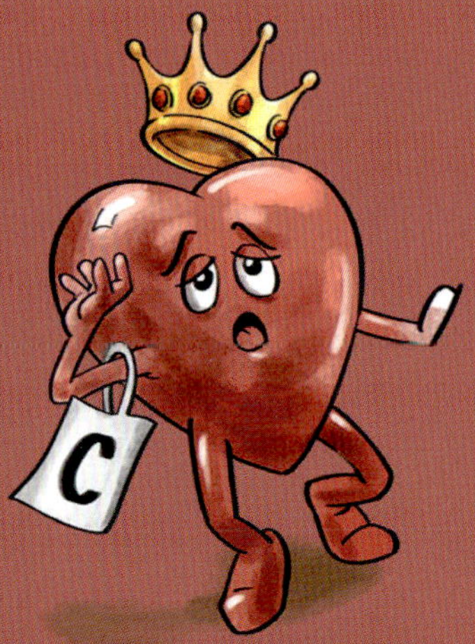
C

# Kardiologie

# Herzphasen und Pulswellen

## Herzfabrik arbeitet Tag und Nacht

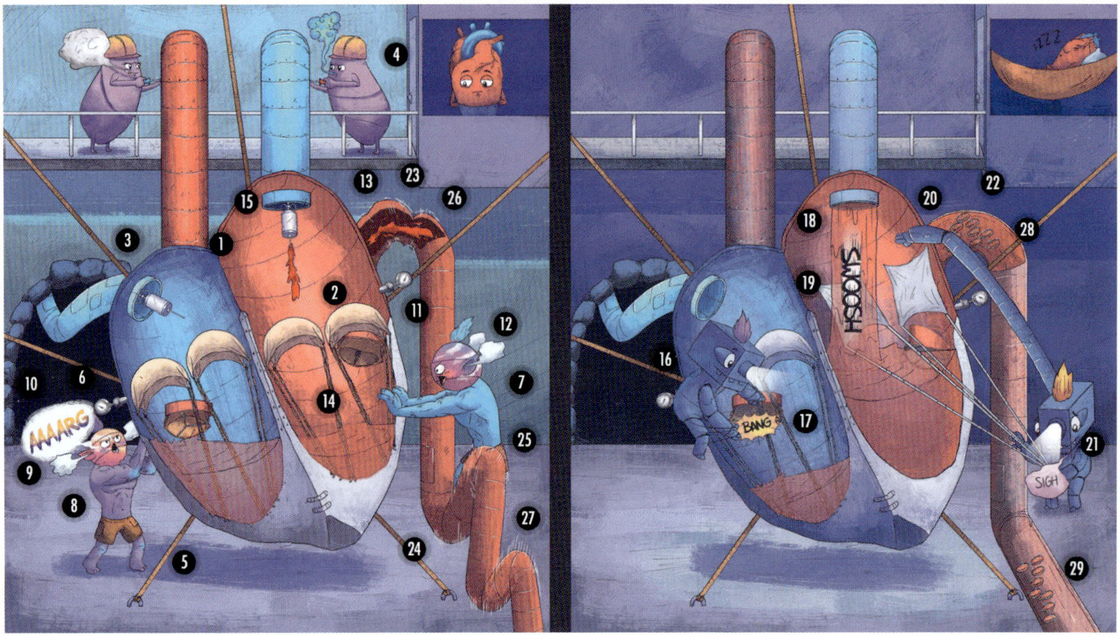


**1**

**2**

**3**

**4**

**5**

**6**

7

8

9

10

11

12

13

14

15

16

17

18

19

20

21

22

23

24

25

26

27

28

29

# **Druck-Volumen-Schleife** Frank-Starling-Mech.

DAS GESCHENK DEINES HERZENS

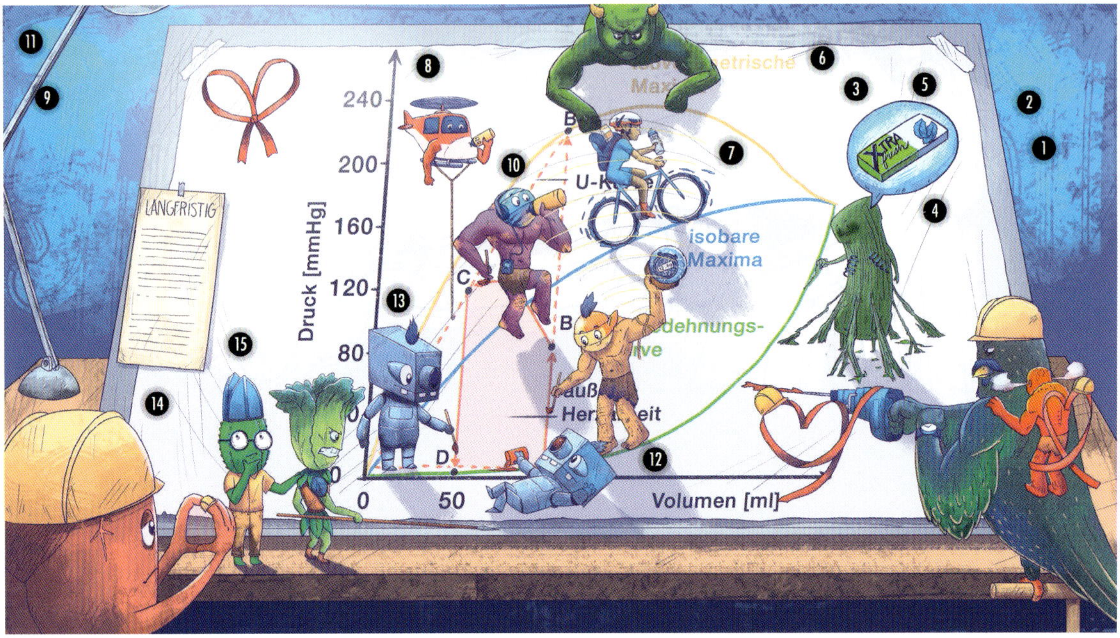


**1**

**2**

**3**

4

5

6

7

8

9

10

11

12

13

14

15

# AV-Knoten-Reentrytachykardie AVNRT

## Jahrmarkttrubel: Die Herz-Gruselkammer

Supraventrikuläre Störung durch zusätzliche ~~St~~ Störungsbahn im AV-Knoten

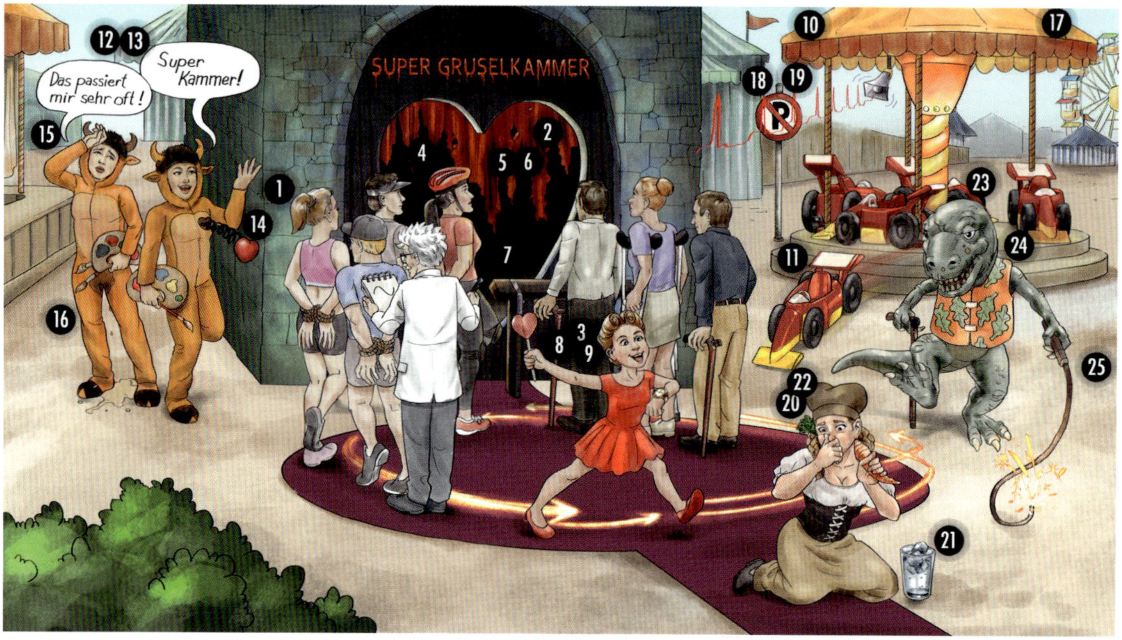


1 Pathoanatomie: Erregungsleitung vom Vorhof über AV-Knoten in Herzkammer

2 Bei AVNRT leiten zwei funktionelle Leitungsbahnen durch den AV Knoten in die Herzkammer

3 Bei der AVNRT wird die Erregung über AV-Knoten auch wieder zurückgeleitet

4 Es handelt sich um eine supraventrikuläre Störung

5 Fast Pathway: schnelle Erregung aber lange Refraktärzeit

6 Slow Pathway: langsame Erregungsleitung aber kurze Refraktärzeit

7 Im Normalzustand Sinusrhythmus & keine Beschwerden

8 Schnellerer FP, SP endet blind

9 Durch atriale Extrasystolen kommt der nächste Herzschlag zu früh
→ Erregung trifft auf die beiden Leitungsbahnen

10 SP schneller erregbar wegen kürzerer Refraktärzeit

11 FP via SP am AV-Knoten wieder erregbar

# **Atrioventrikuläre Reentrytachykardie** AVRT

DIREKT NOCH EINE RUNDE AUF DER HERZ-ACHTERBAHN!

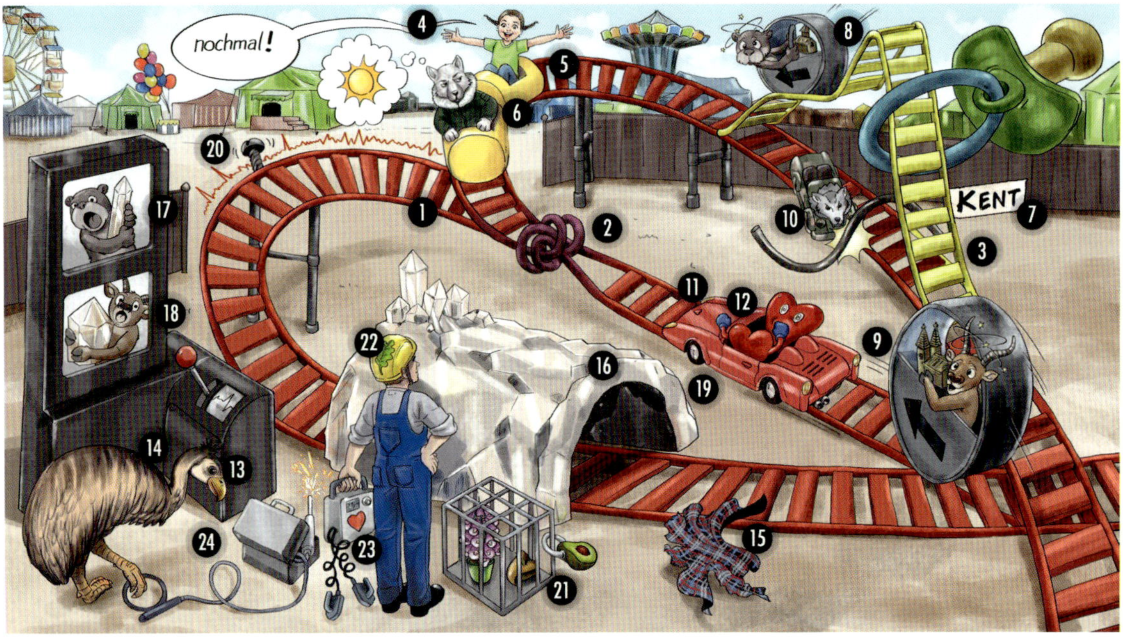


**1**

**2**

**3**

**4**

**5**

6

7

8

9

10

11

12

13

14

15

16

17

18

19

20

21

22

23

24

# **Endokarditis** Duke-Kriterien

## Duke von England singt für Jane

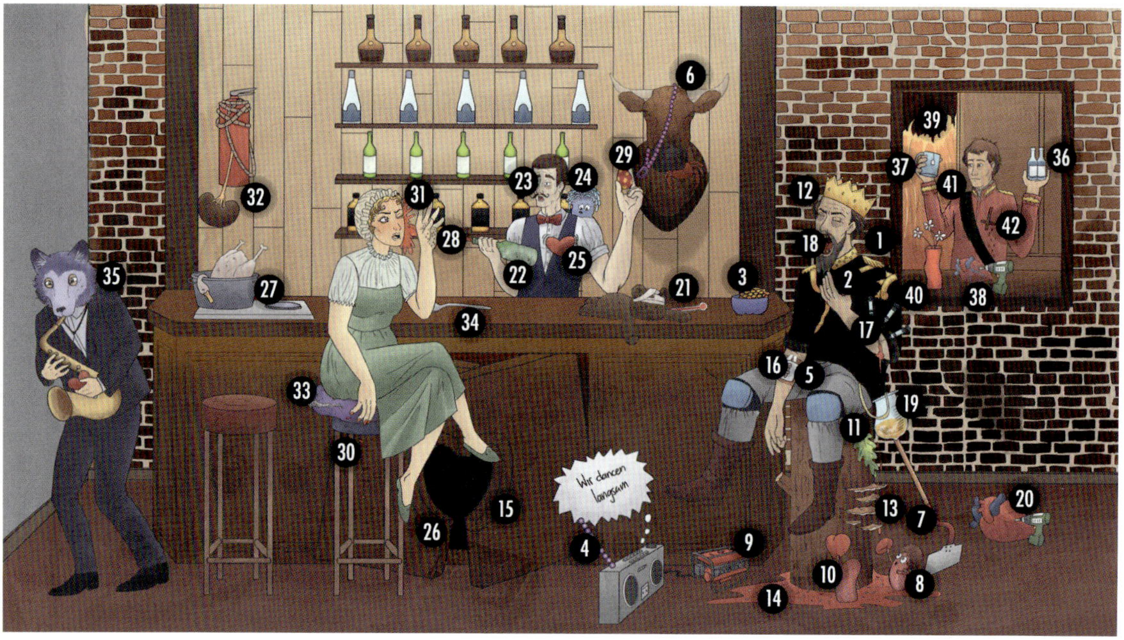

1

2

3

4

5

6

7

8

9

10

11

12

13

14

15

16

17

18

19

20

21

1/2

# **Endokarditis** Duke-Kriterien

## Duke von England singt für Jane

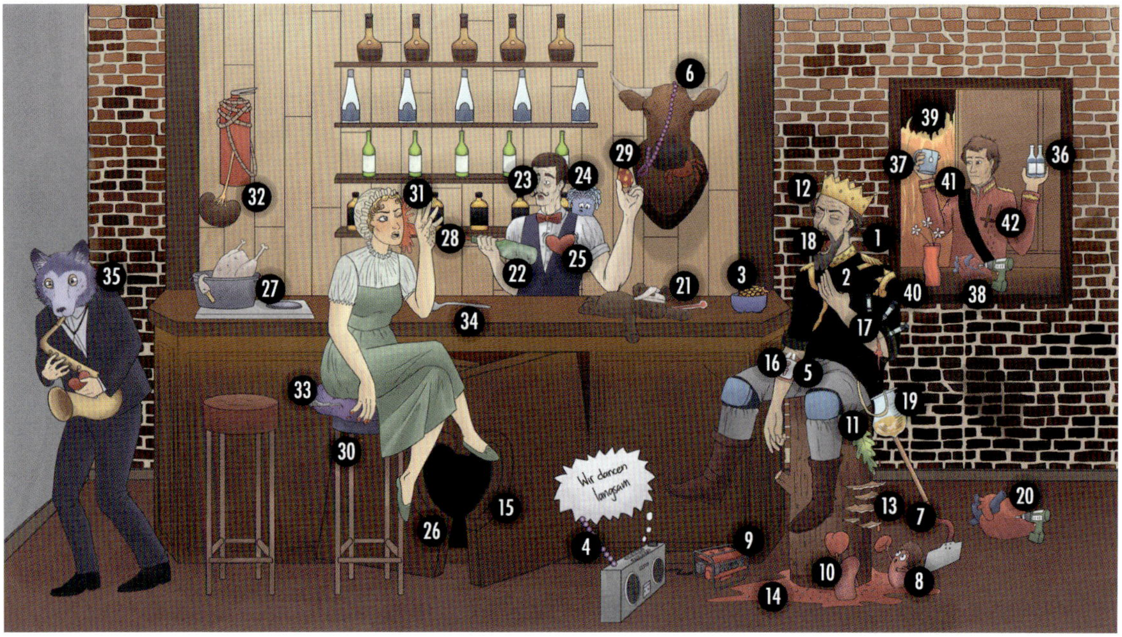

22

23

24

25

26

27

28

29

30

31

32

33

34

35

36

37

38

39

40

41

42

# Fallot-Tetralogie

FALLOBST UND 4 LOGGIEN

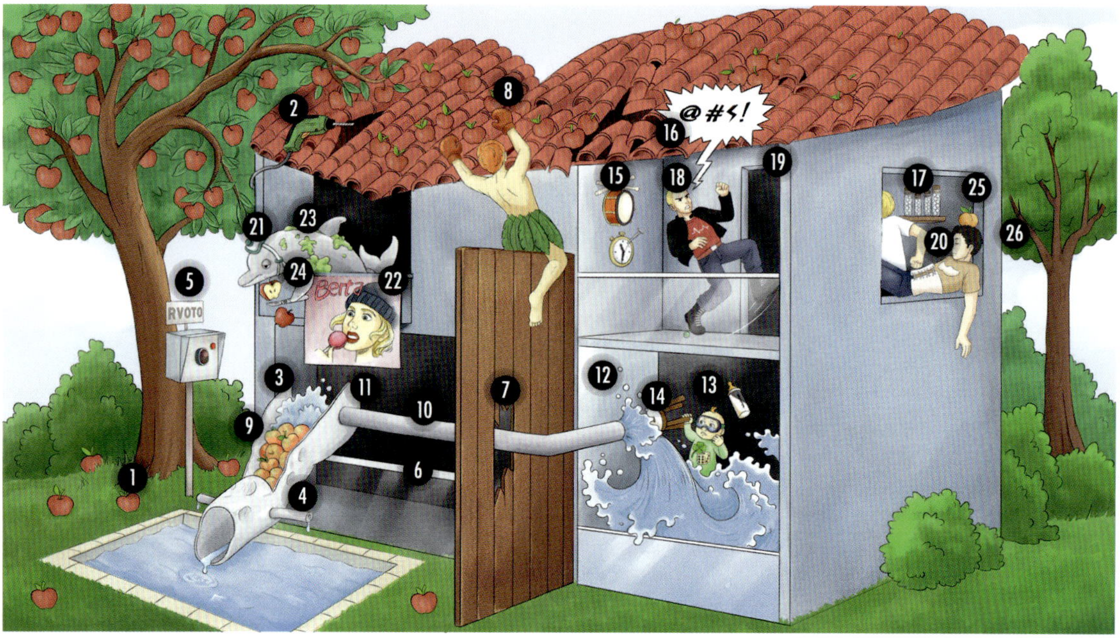


**1**

**2**

**3**

**4**

**5**

**6**

7

8

9

10

11

12

13

14

15

16

17

18

19

20

21

22

23

24

25

26

# Rheumatisches Fieber

KOCHST DU MIT GAS ODER HEU?

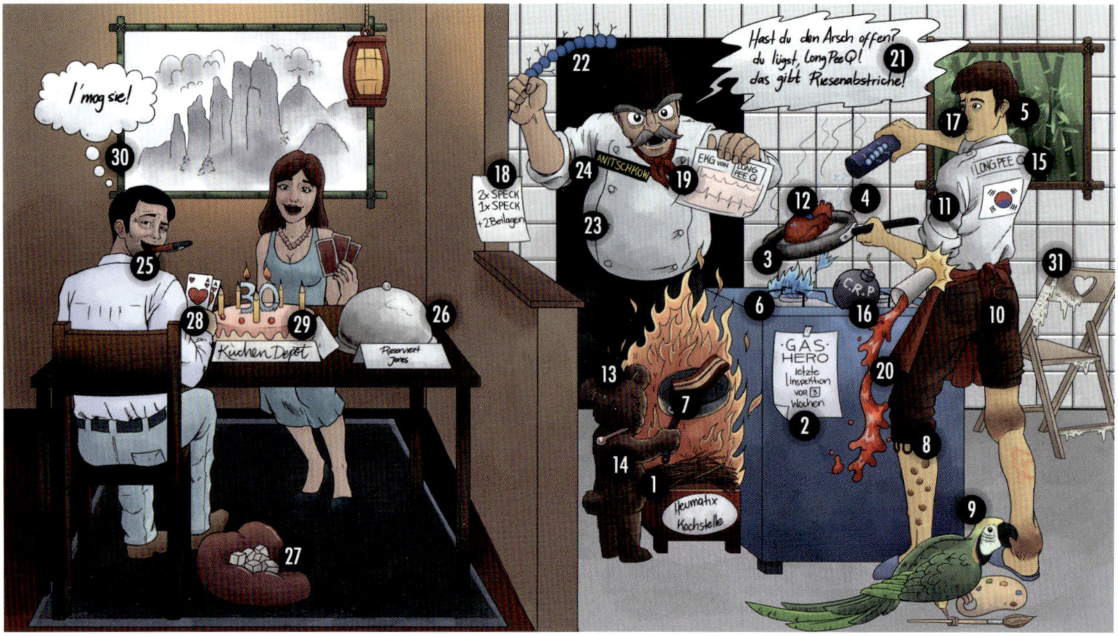


**1**

**2**

**3**

**4**

**5**

**6**

**7**

8

9

10

11

12

13

14

15

16

17

18

19

20

21

22

23

24

25

26

27

28

29

30

31

# CHA2DS2-VASc-Score

WER WIRD TEIL VON CHADS VASEN-ZERSPRENGENDEM SÄNGERCHOR?

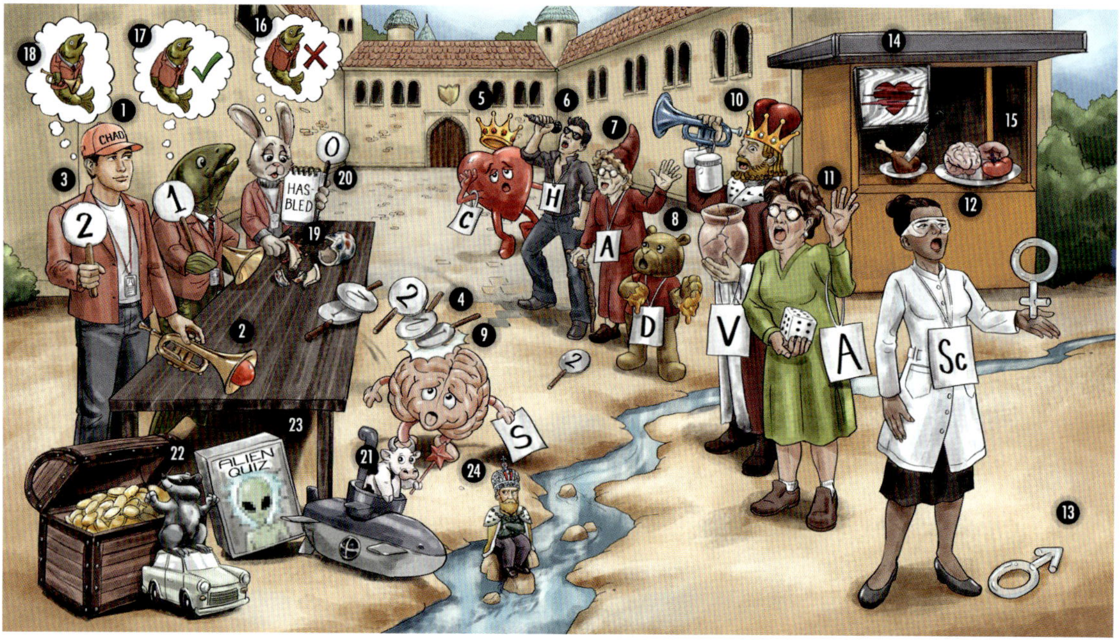


1

2

3

4

5

6

7

8

9

10

11

12

13

14

15

16

17

18

19

20

21

22

23

24

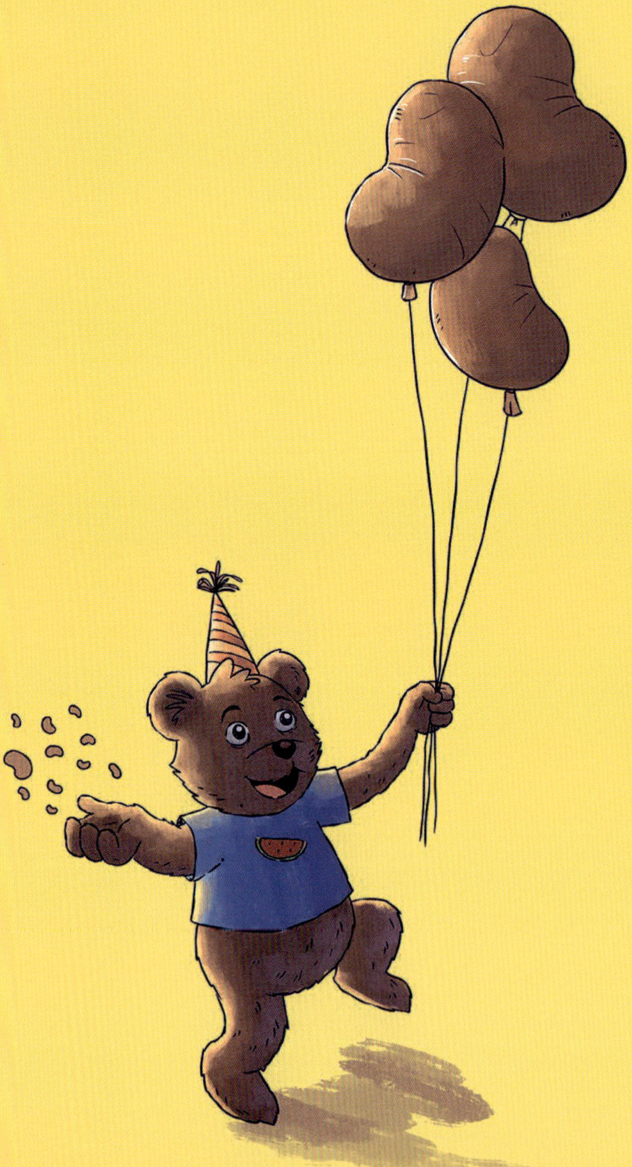

# Nephrologie

# Elektrolytstörung: Natrium

KATASTROPHALER ZUSTAND DER SALZGÄRTEN

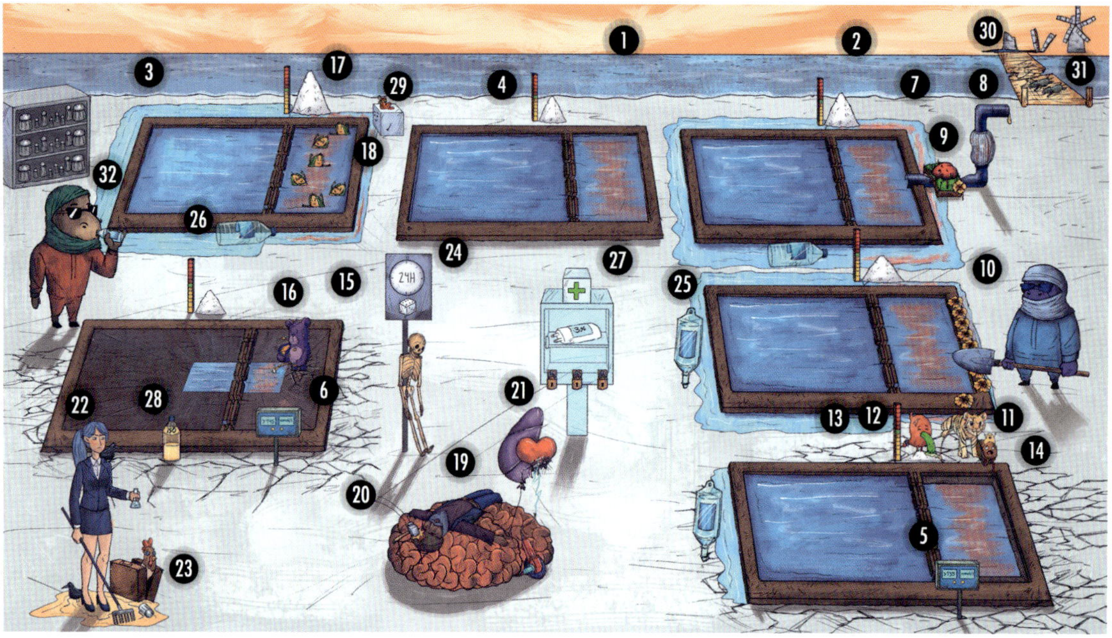


**1**

**2**

**3**

**4**

**5**

**6**

**7**

# Hämolytisch-urämisches Syndrom HUS

DIE ETWAS ANDERE HUSKY-SCHLITTENFAHRT

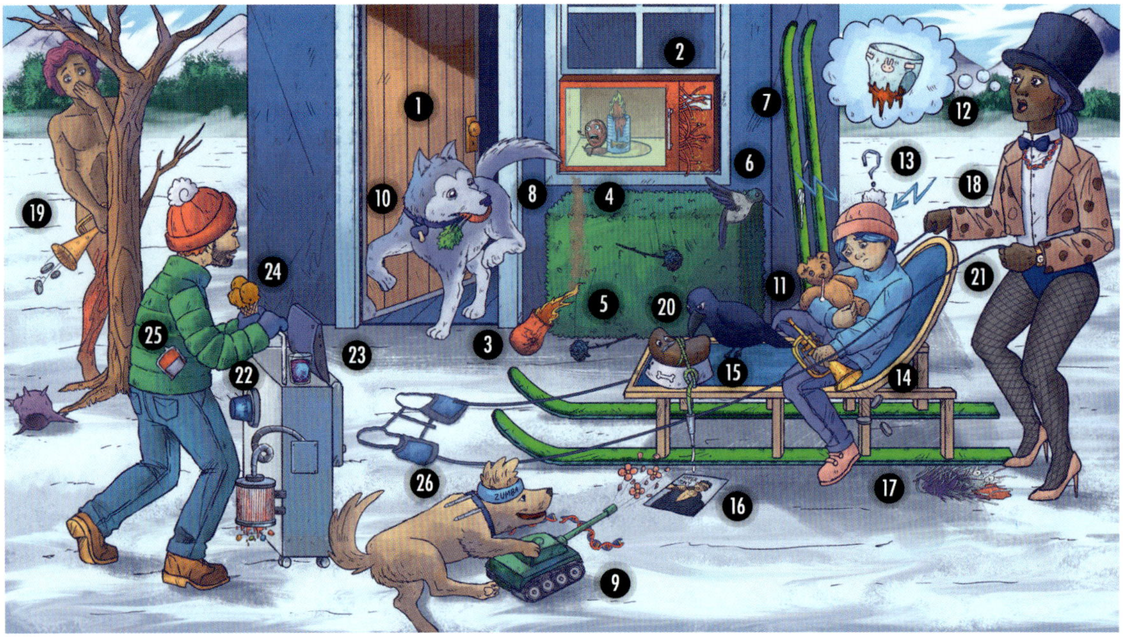


**1**

**2**

**3**

**4**

**5**

**6**

# Multiples Myelom

DER MULTIPLE (VIELKÖPFIGE) MÜLL-GNOM

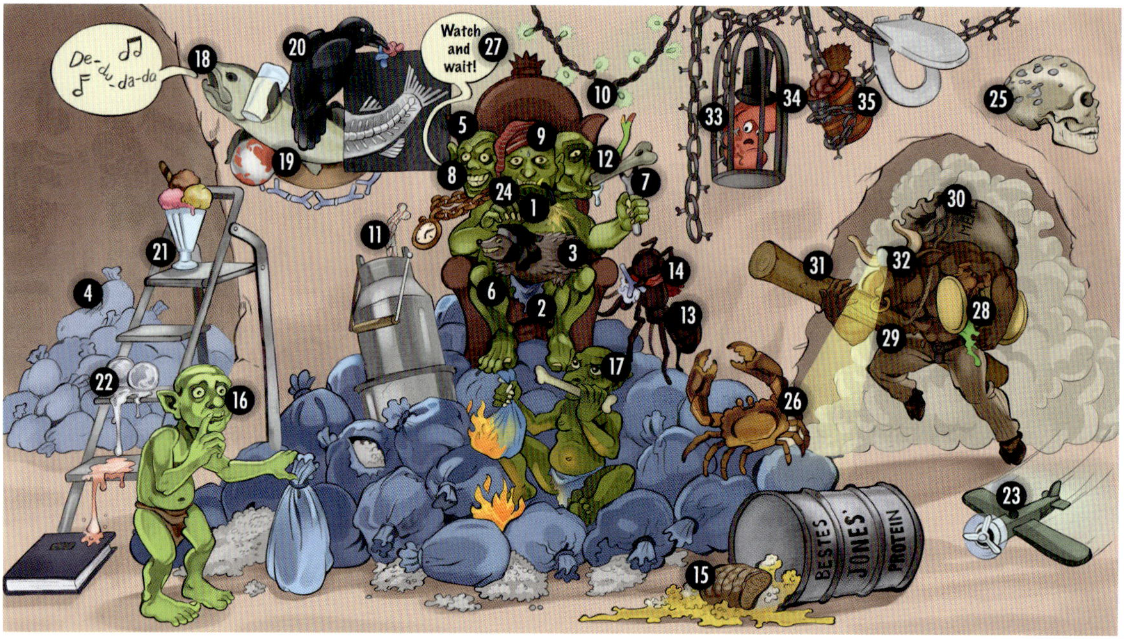

1

2

3

4

5

6

7

8

9

10

11

12

13

14

15

16

17

18

1/2

# Multiples Myelom

DER MULTIPLE (VIELKÖPFIGE) MÜLL-GNOM

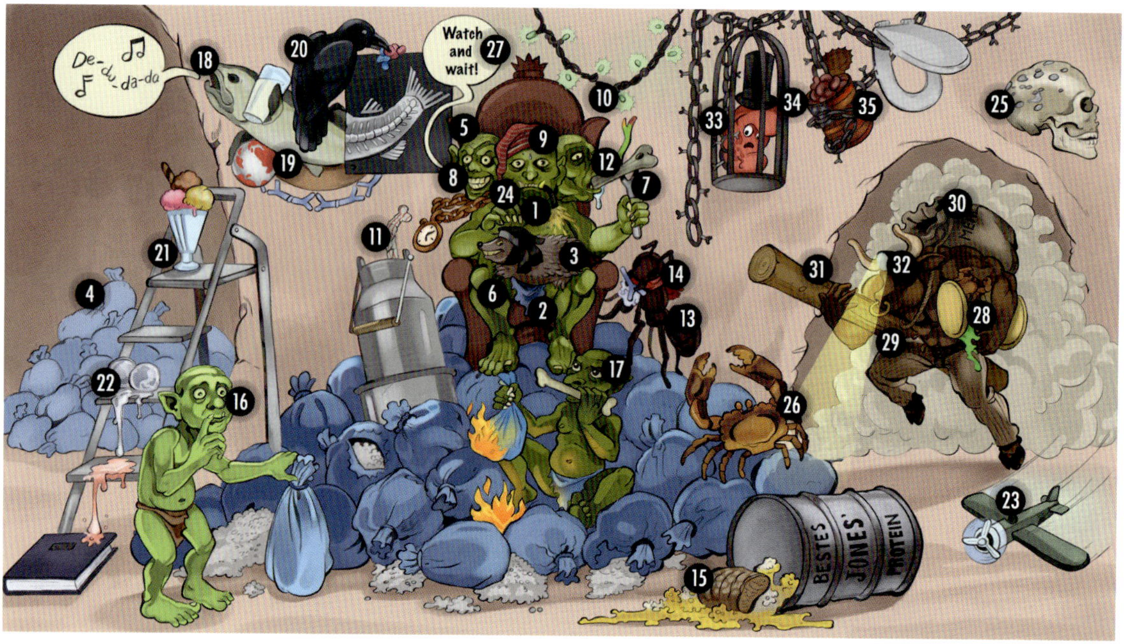

19

20

21

22

23

24

25

26

27

28

29

30

31

32

33

34

35

# Nephrotisches Syndrom

Der kleine Neffe im Frotteeschlafanzug stört einen Einbrecher

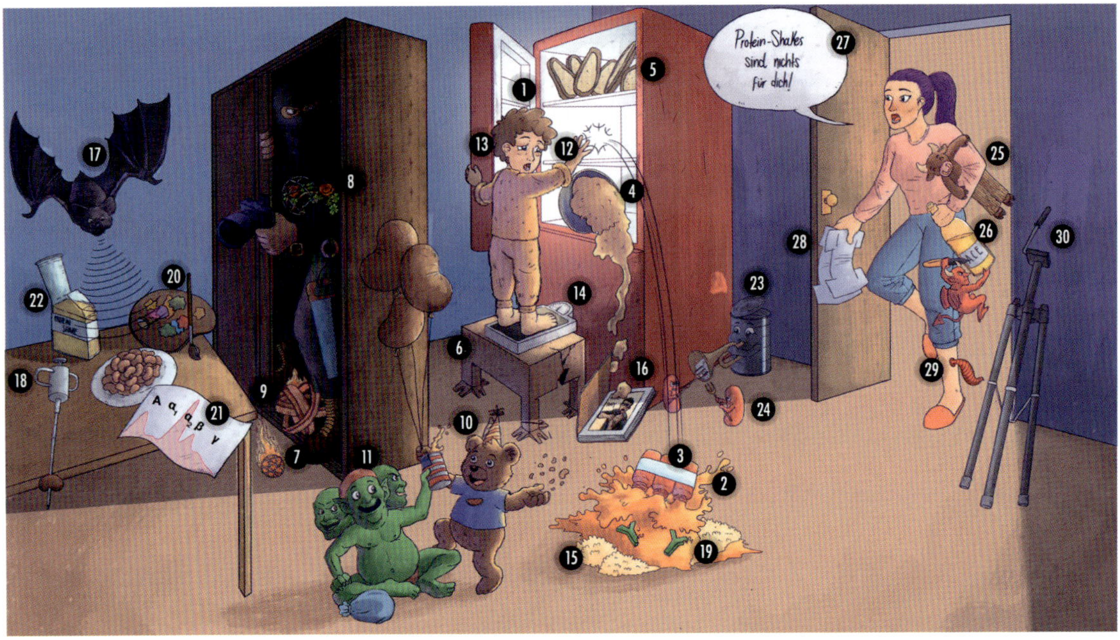


1

2

3

4

5

6

7

8

9

10

11

12

13

14

15

16

17

18

19

20

21

22

23

24

25

26

27

28

29

30

# Nephritisches Syndrom

## Aus dem Alltag einer Frittenbudenbesitzerin

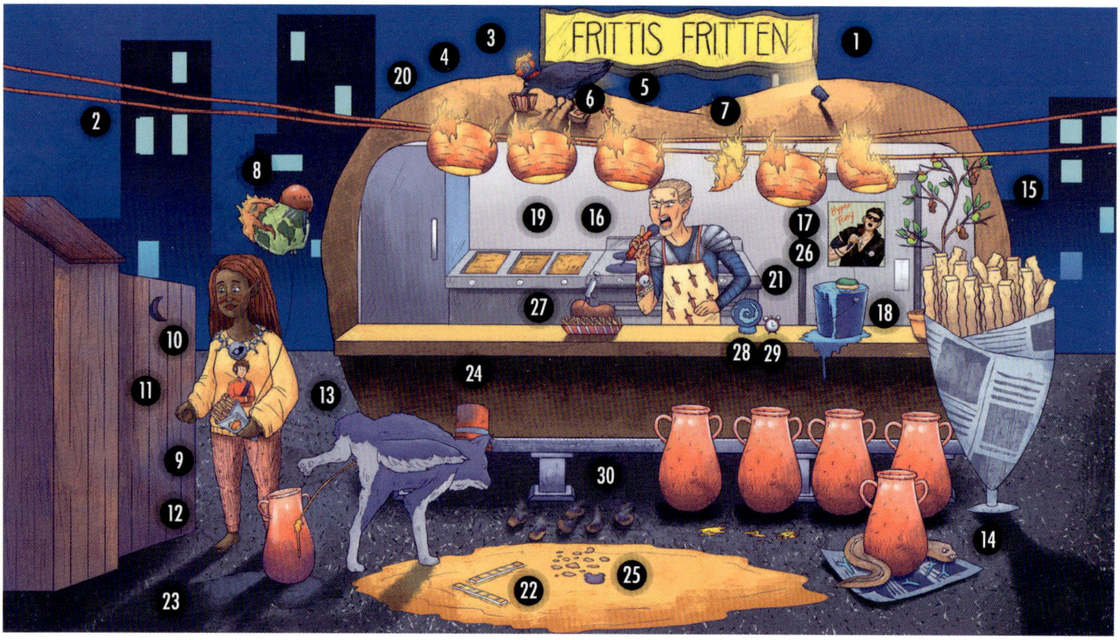


1

2

3

4

5

6

7

8

9

10

11

12

13

14

15

16

17

18

19

20

21

22

23

24

25

26

27

28

29

30

# **Polyzystische Nierenerkrankungen** PKD

## Polizist Dominik und die nie-rennenden Kinder mit Ballons

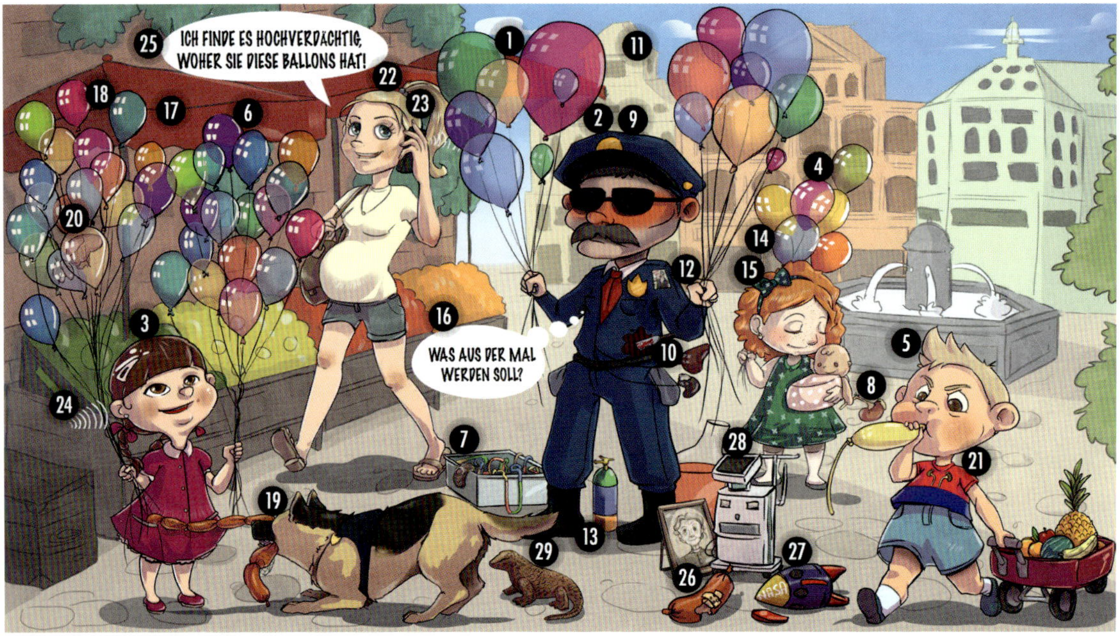


**1**

**2**

**3**

**4**

**5**

**6**

7

8

9

10

11

12

13

14

15

16

17

18

19

20

21

22

23

24

25

26

27

28

29

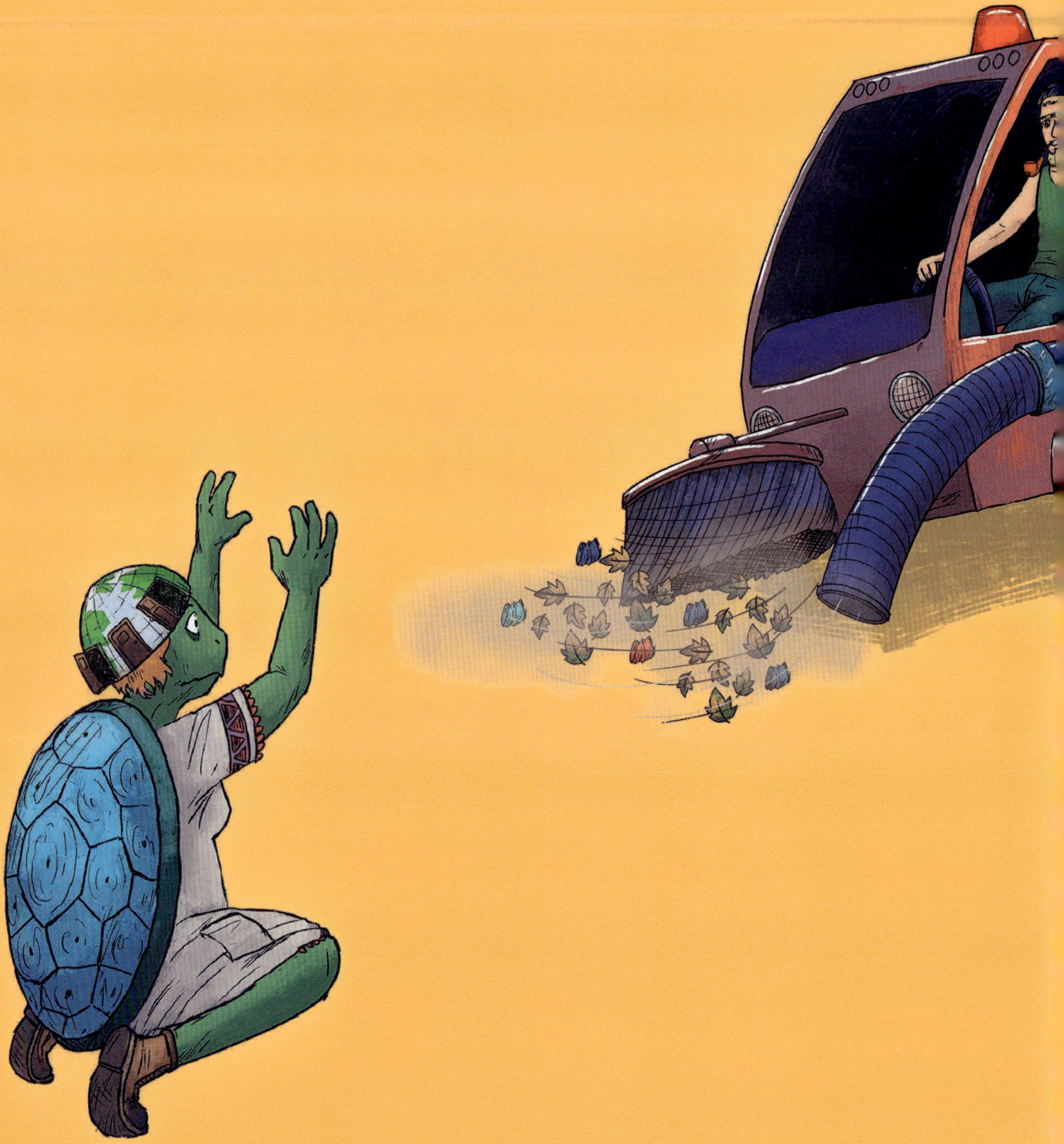

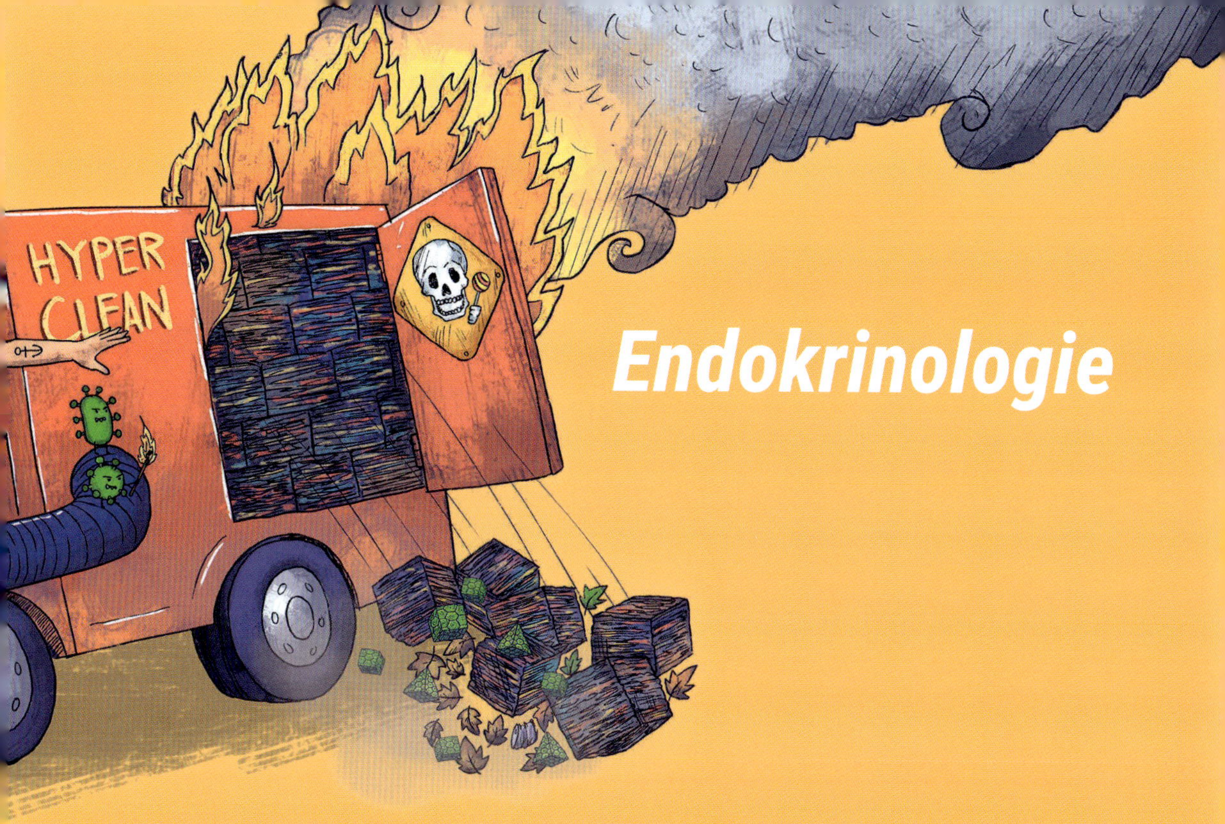


# Endokrinologie

# Thyreoiditis de Quervain

HILFE, THERESAS KEHR-VAN BRENNT!

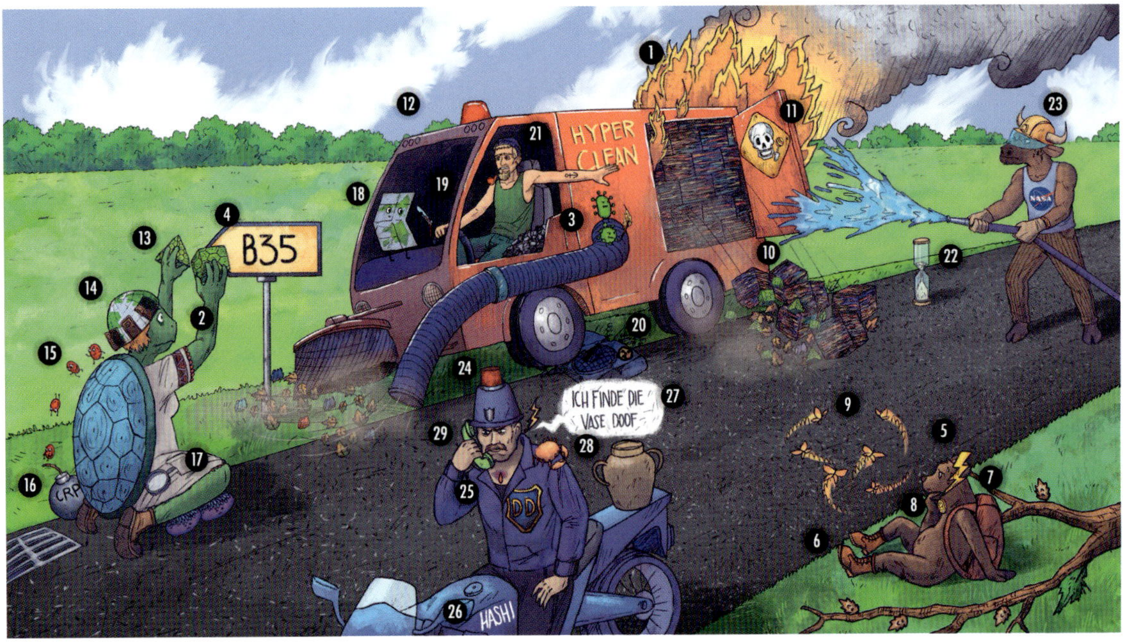


**1**

**2**

**3**

**4**

**5**

**6**

# Hashimoto-Thyreoiditis

## HASH-MOTTO-PARTY EINER SCHILDKRÖTENGRUPPE

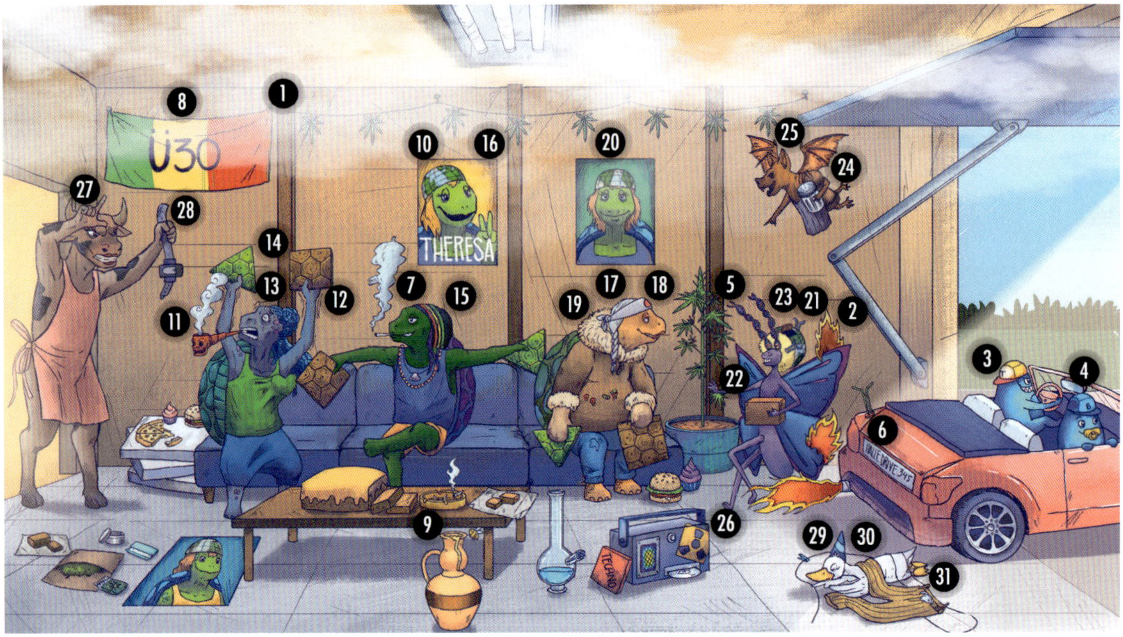


**1**

**2**

**3**

**4**

**5**

**6**

**7**

8

9

10

11

12

13

14

15

16

17

18

19

20

21

22

23

24

25

26

27

28

29

30

31

# **Hyperparathyreoidismus** HPT

## Hyperaktive Nerd-Schildkröten terrorisieren Lehrerin

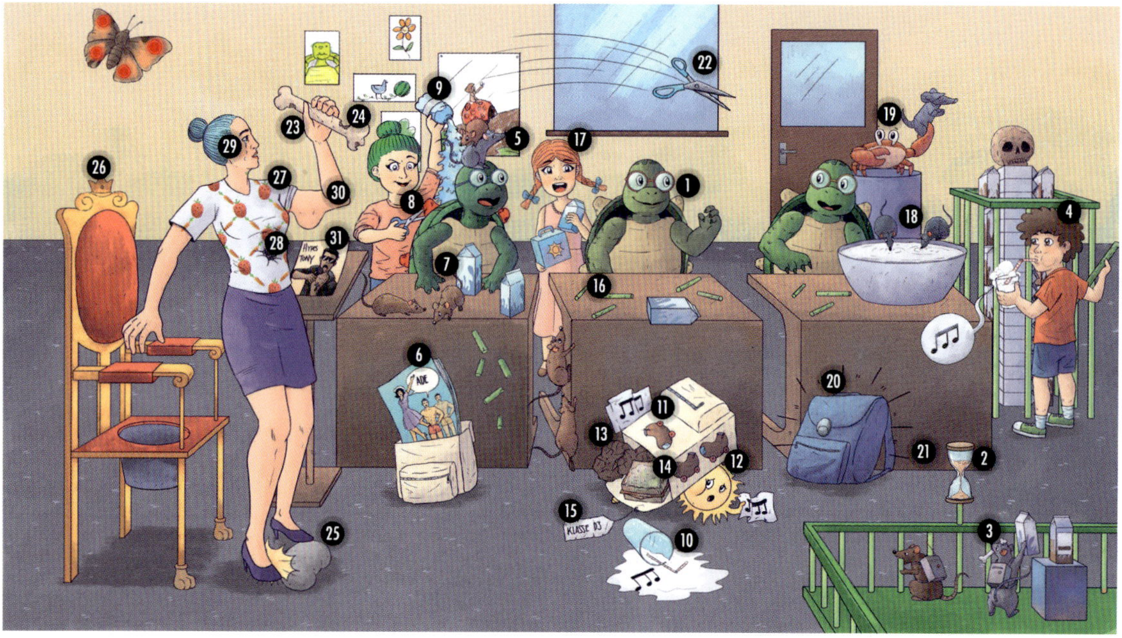

1

2

3

4

5

6

7

8

9

10

11

12

13

14

15

16

17

18

19

20

21

22

23

24

25

26

27

28

29

30

31

# **Polyzystisches Ovarialsyndrom** PCOS

## Die Polizistin im Overall – Inselhopping statt Drogenfahndung

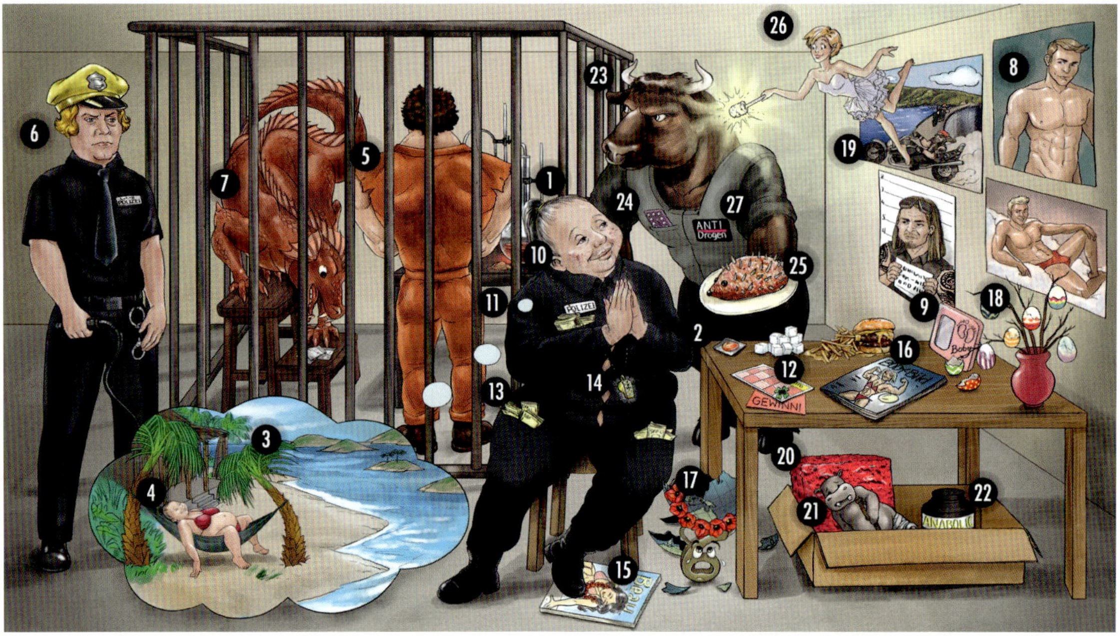


**1**

**2**

**3**

**4**

**5**

**6**

# Phäochromozytom

## Die Fee und der verchromte Pharao

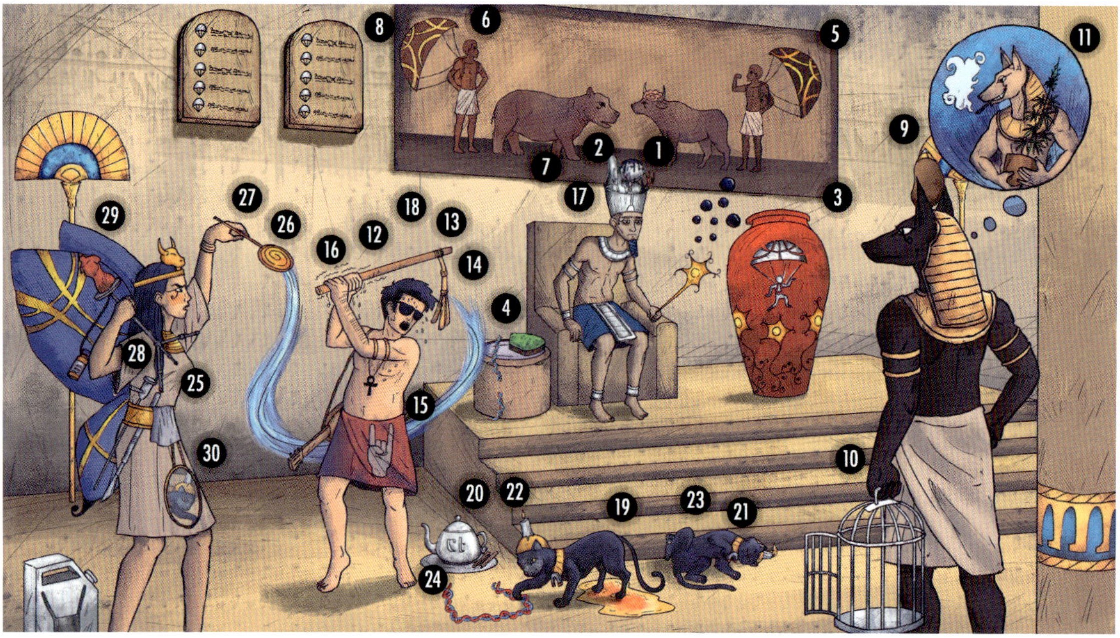


**1**

**2**

**3**

**4**

**5**

**6**

7

8

9

10

11

12

13

14

15

16

17

18

19

20

21

22

23

24

25

26

27

28

29

30

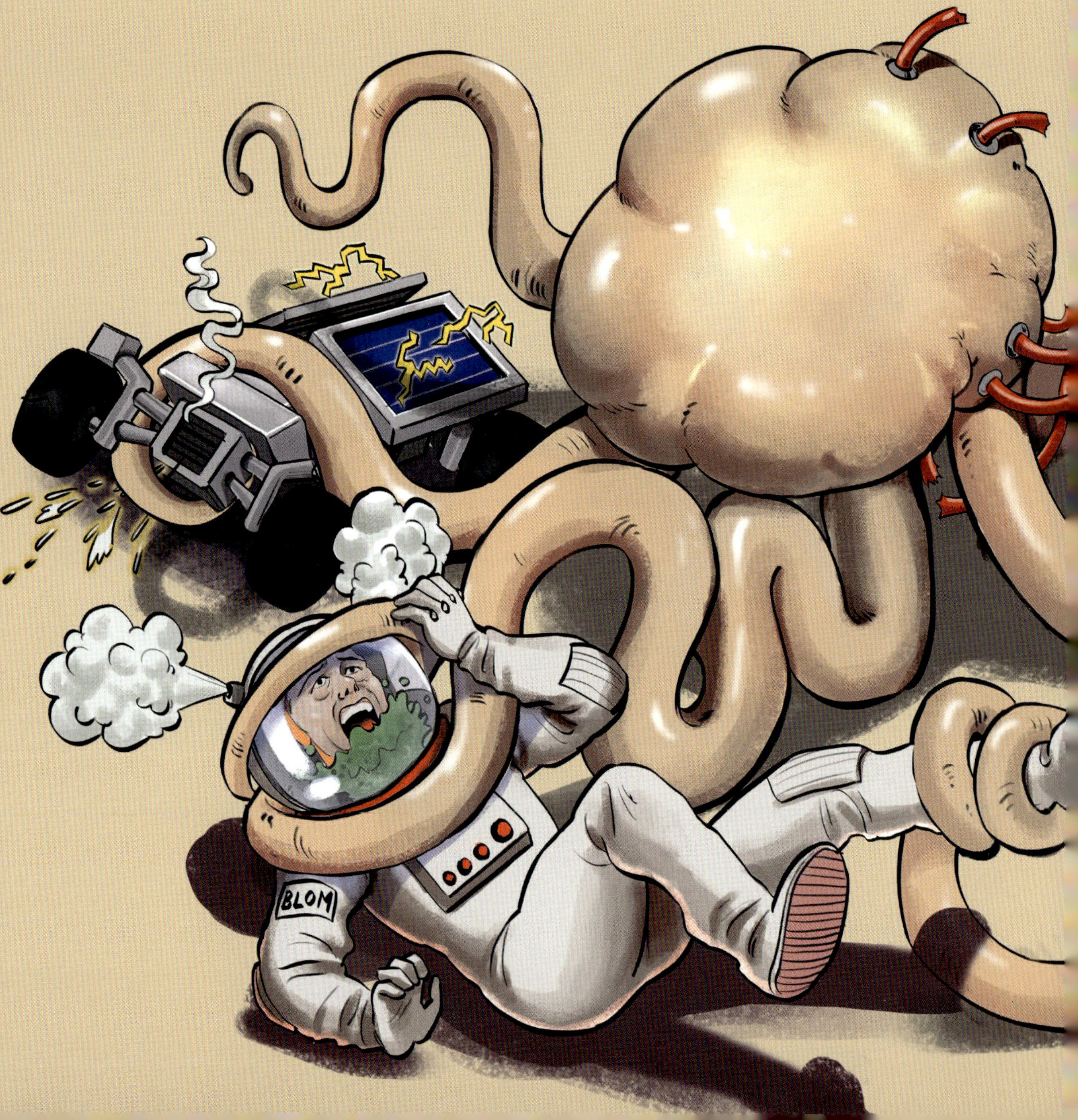
BLOM

# Onkologie

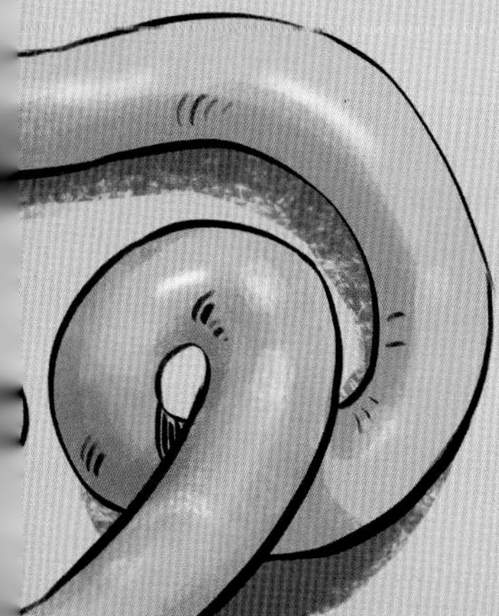

# Schilddrüsen-CA

## Badeausflug der Schildkröten zum Krebsteich

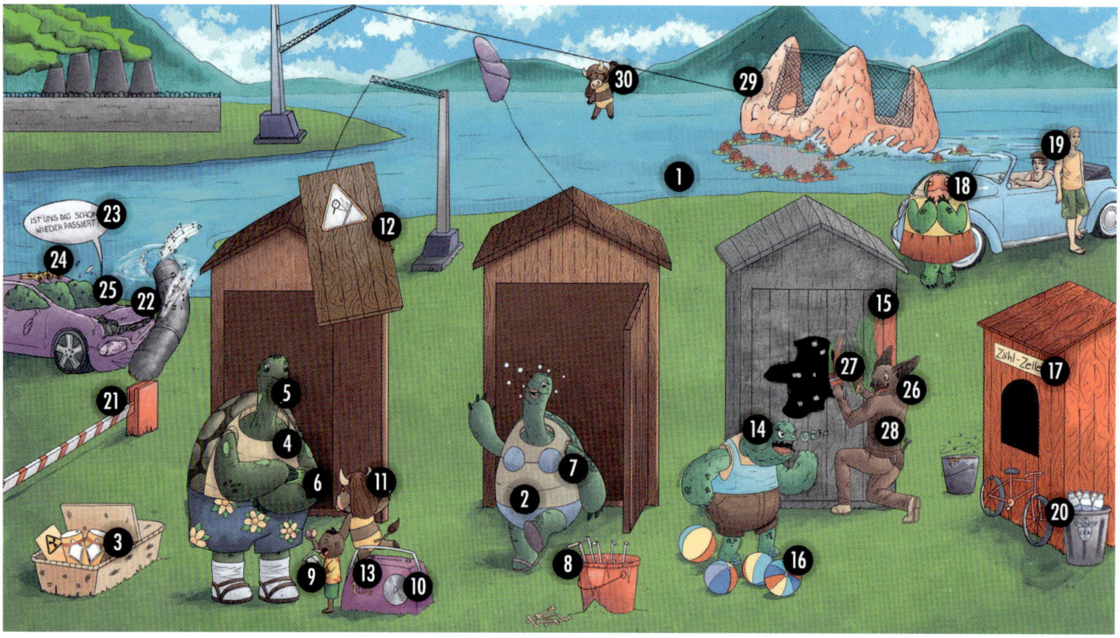


**1**

**2**

**3**

**4**

**5**

**6**

**7**

8

9

10

11

12

13

14

15

16

17

18

19

20

21

22

23

24

25

26

27

28

29

30

# Glioblastom

## Glius Bloms gescheitertes Forschungsexperiment

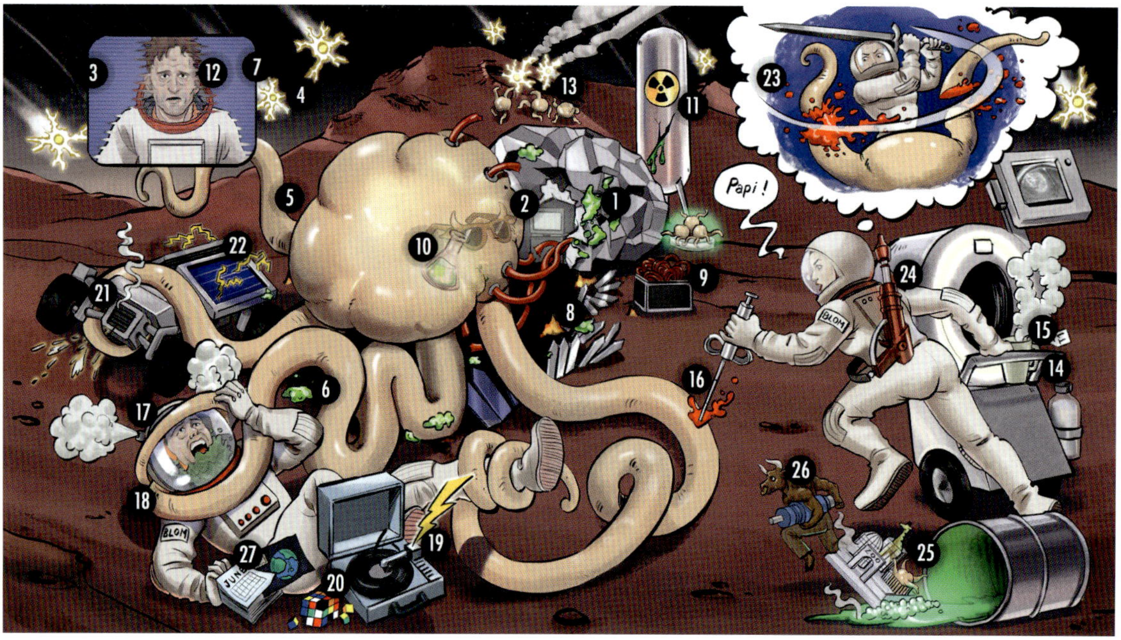


**1**

**2**

**3**

**4**

**5**

**6**

# Hodentumore

## Der Weihnachtsmann mit zwei Geschenkesäcken

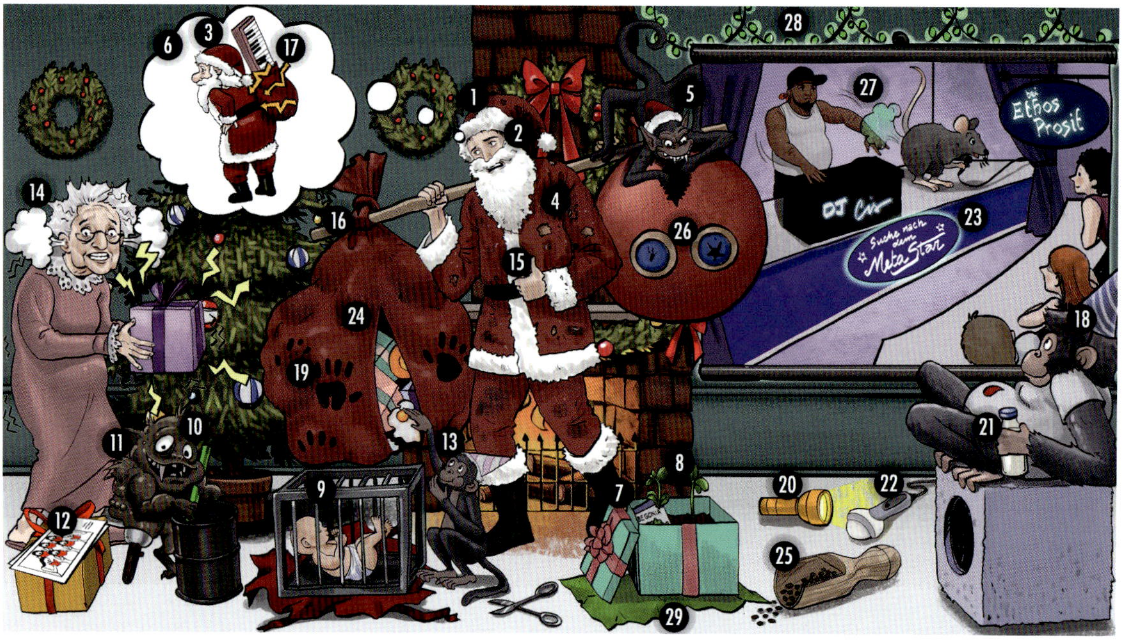


1

2

3

4

5

6

7

8

9

10

11

12

13

14

15

16

17

18

19

20

21

22

23

24

25

26

27

28

29

# **Mamma-Ca** Klinik & Diagnostik

DIE ITALIENISCHEN MAMMAS, DIE CALZONE BACKEN

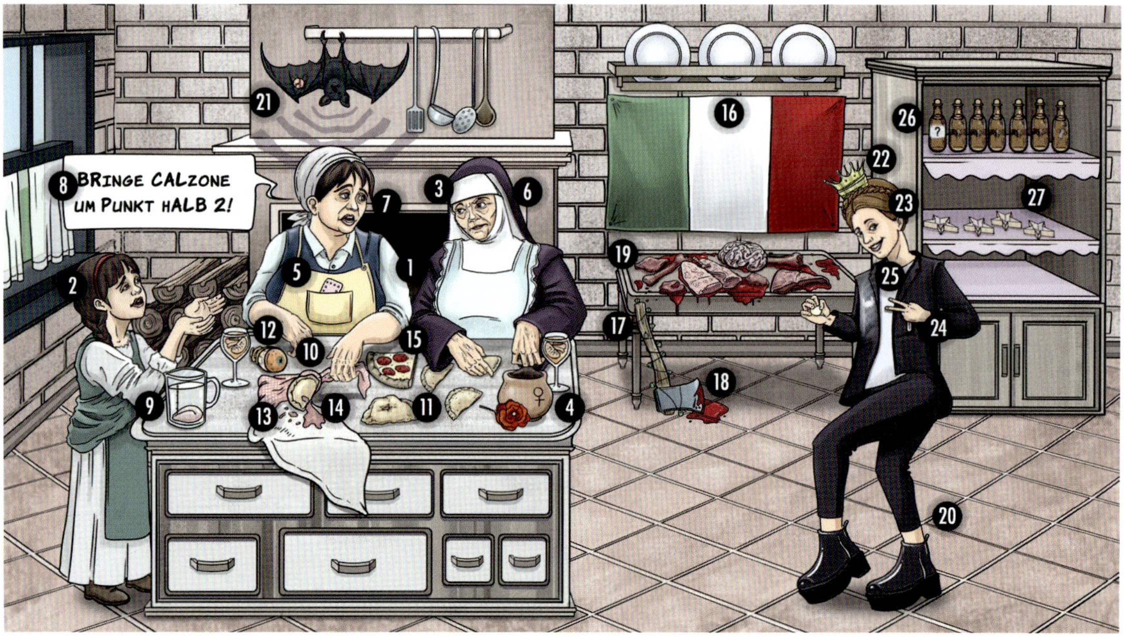


1

2

3

4

5

6

Die Calzone-Gräfin faulenzt und der Rest muss schuften

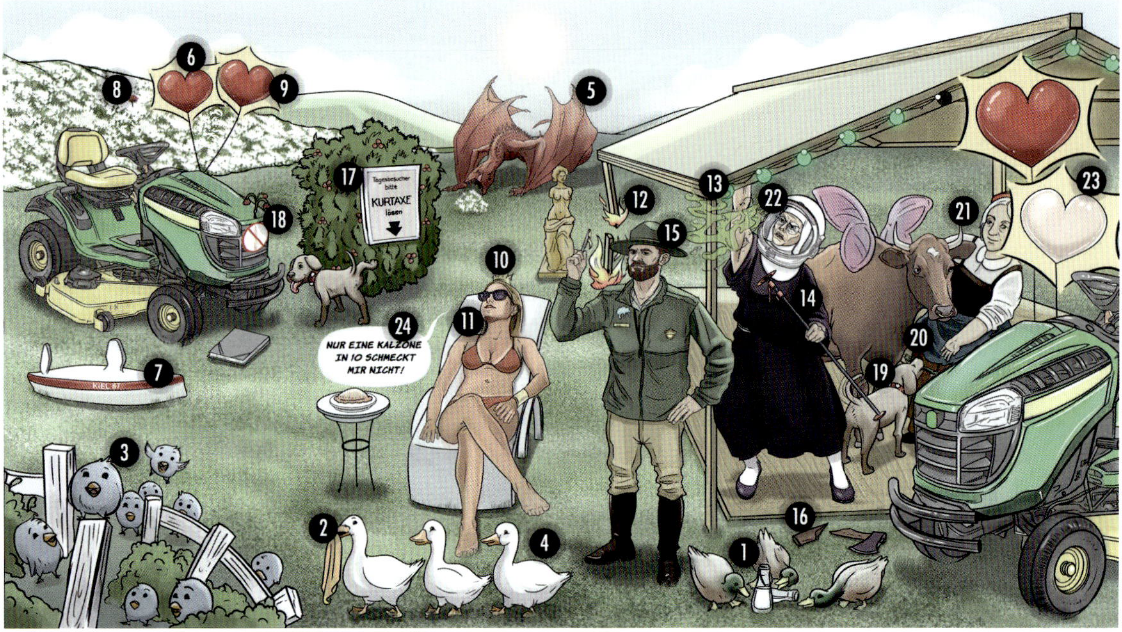


**1**

**2**

**3**

**4**

**5**

6

7

8

9

10

11

12

13

14

15

16

17

18

19

20

21

22

23

24

# Morbus Hodgkin

Mr. Hot-Skin

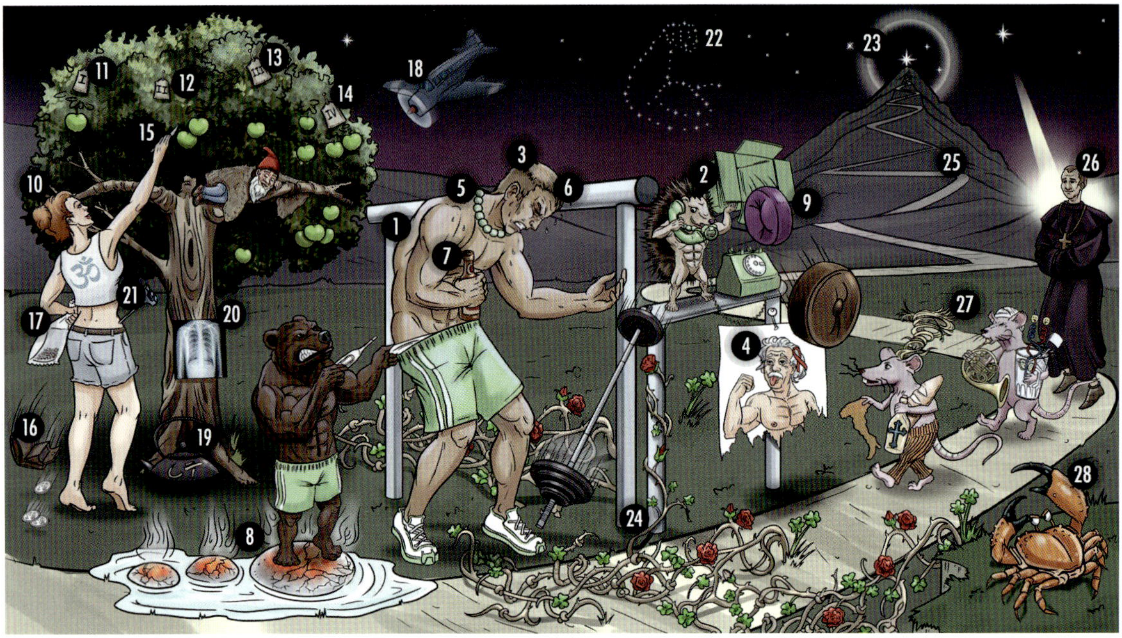


**1**

**2**

**3**

**4**

**5**

**6**

7

8

9

10

11

12

13

14

15

16

17

18

19

20

21

22

23

24

25

26

27

28

# Non-Hodgkin-Lymphome NHL

## Chaos im Klostergarten

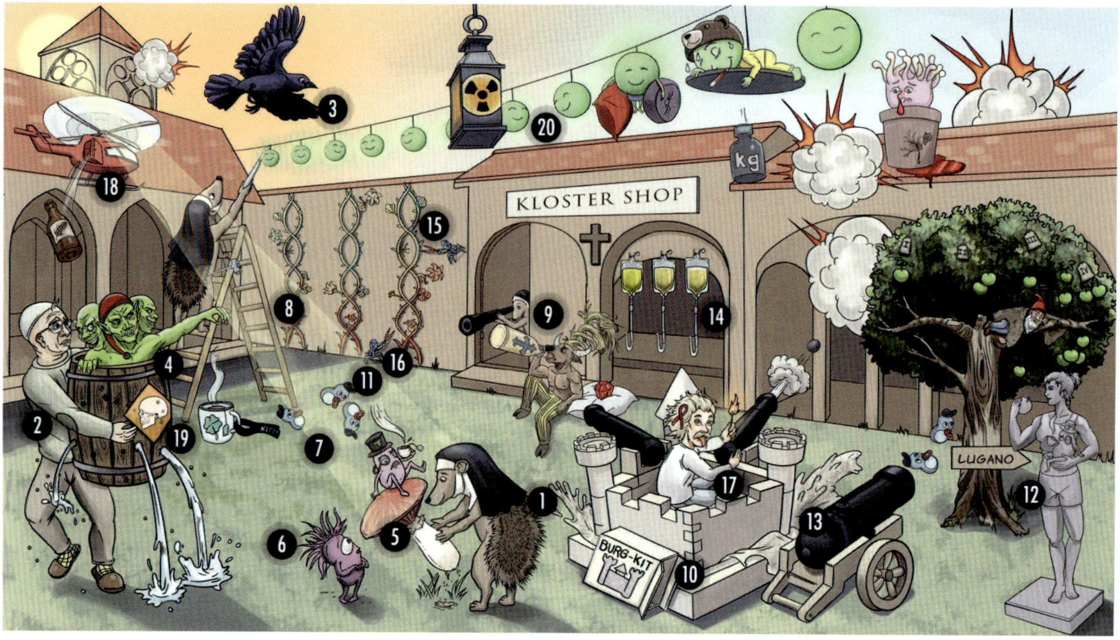

1

2

3

4

5

6

7

8

9

10

11

12

13

14

15

16

17

18

19

20

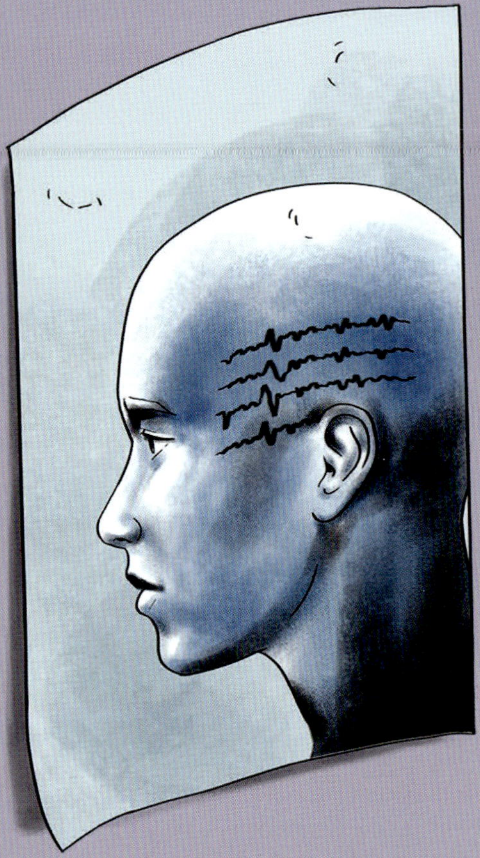

# Anfallsleiden

# Epilepsie

## ÜBERFALL AUF DIE GEHIRNAUSSTELLUNG!

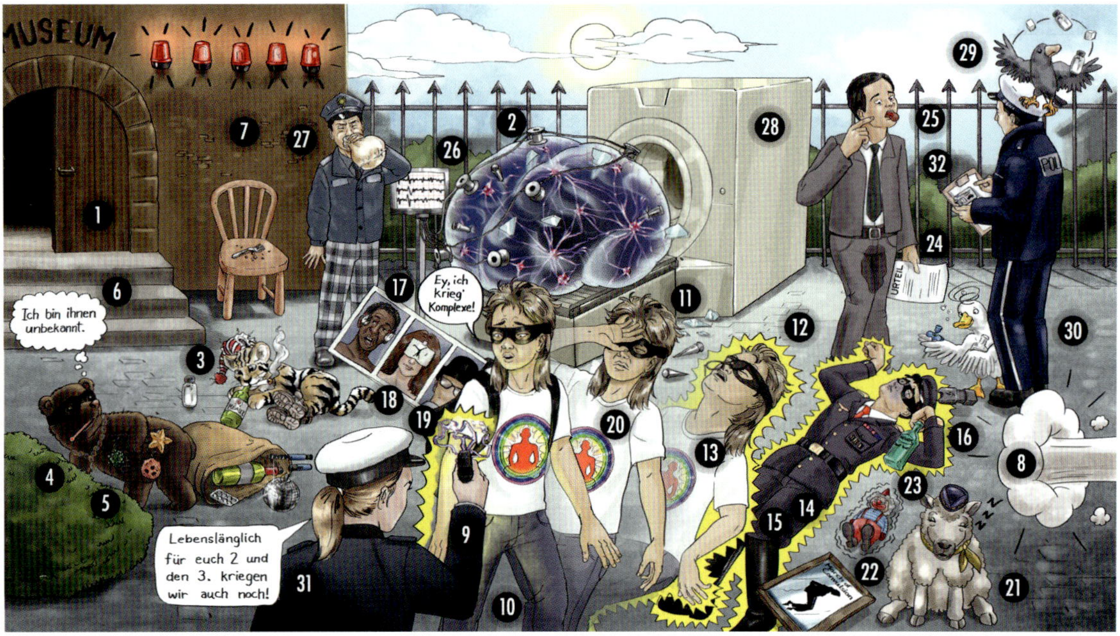


**1**

**2**

**3**

**4**

**5**

**6**

**7**

# **Epilepsie** Therapie

## Gefängnisausbruch: Immer diese Elektrozäune

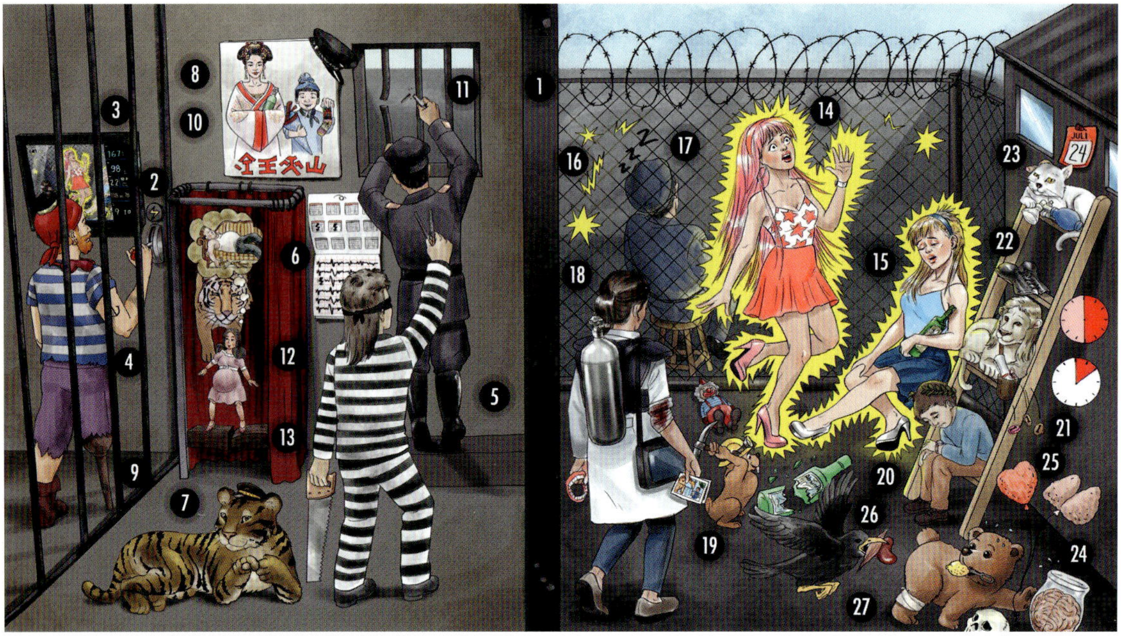


**1**

**2**

**3**

**4**

**5**

**6**

# Kindliche Epilepsien

## Katastrophaler Zustand des Kinderspielplatzes

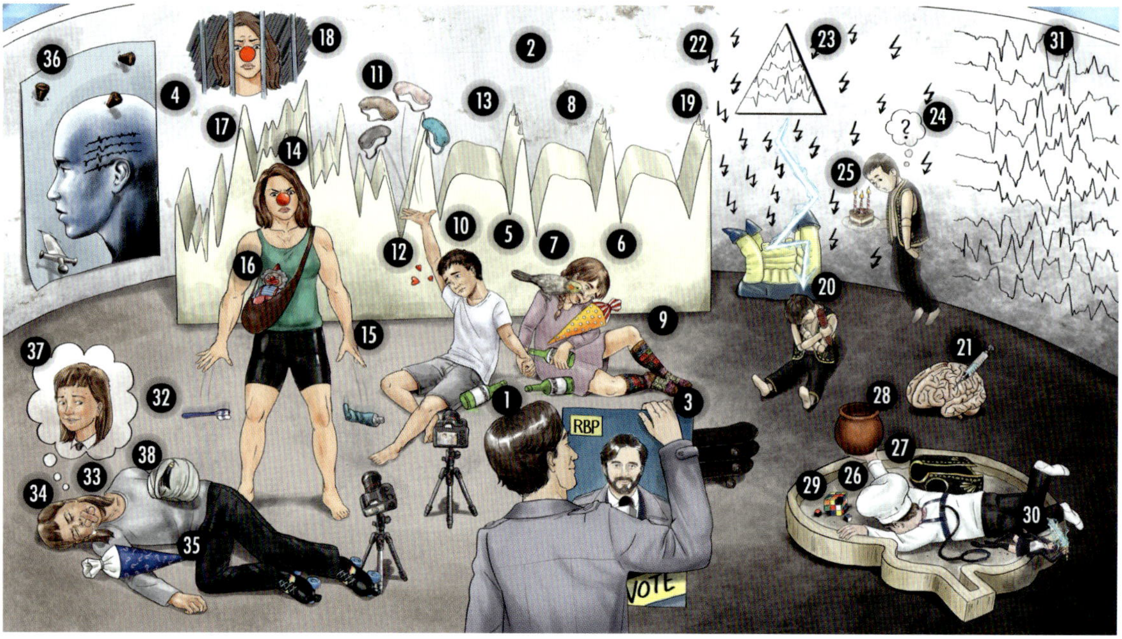

1

2

3

4

5

6

7

8

9

10

11

12

13

14

15

16

17

18

19

20

1/2

# Kindliche Epilepsien

## KATASTROPHALER ZUSTAND DES KINDERSPIELPLATZES

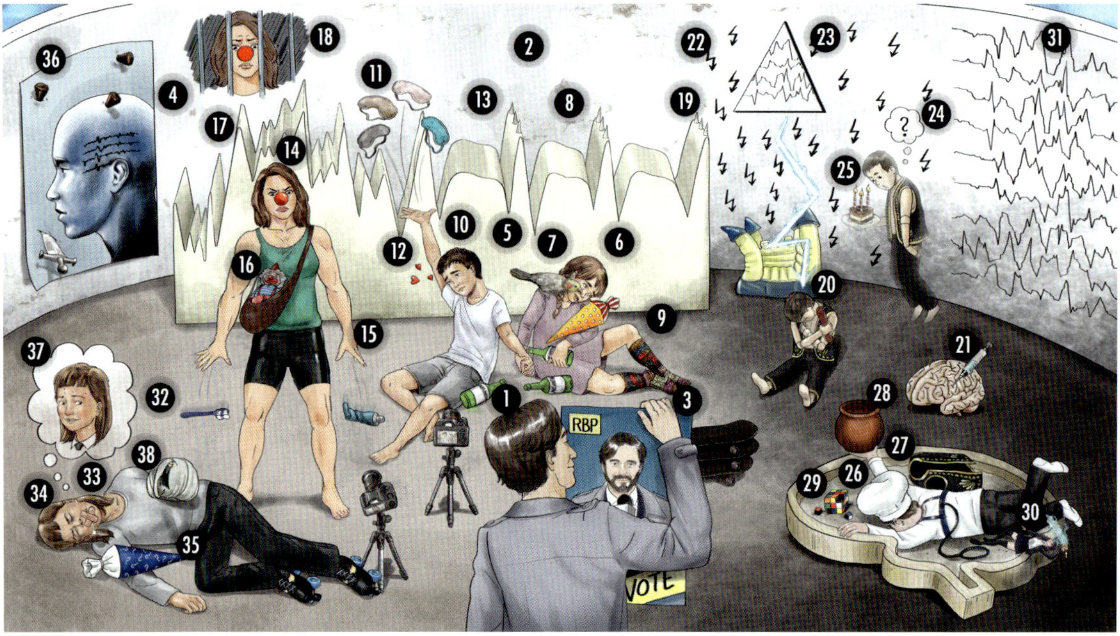

# **Multiple Sklerose** Klinik & Diagnostik

## Das Märchen von den multiplen Schneerosen

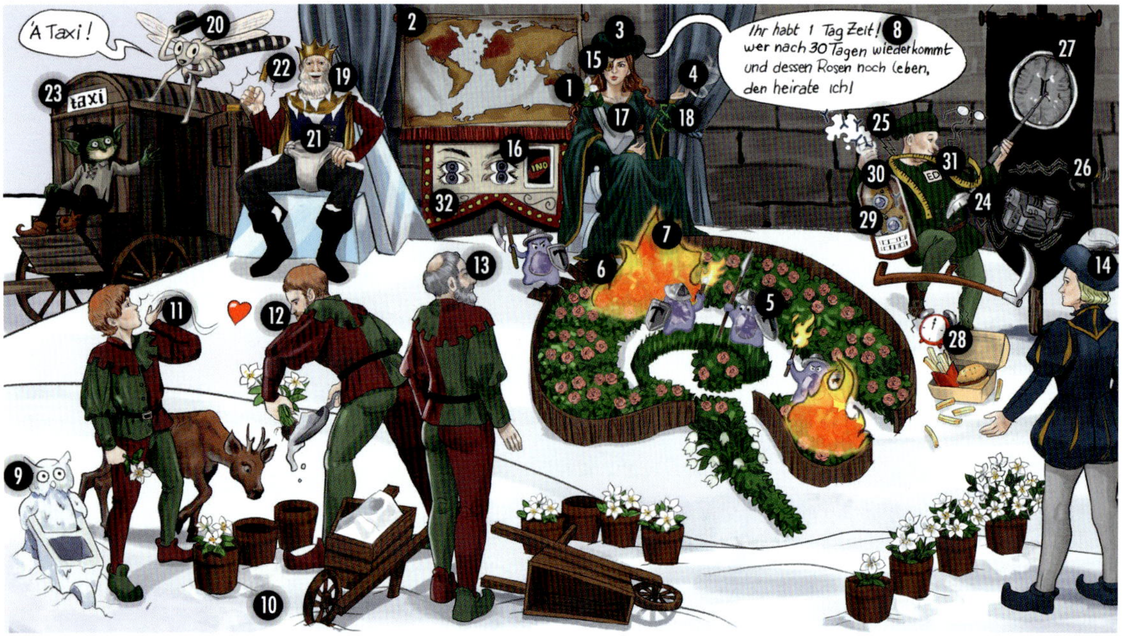


1

2

3

4

5

6

7

8

9

10

11

12

13

14

15

16

17

18

19

20

21

22

23

24

25

26

27

28

29

30

31

32

# **Multiple Sklerose** Therapie

DAS MÄRCHEN VON DEN MULTIPLEN SCHNEEROSEN GEHT WEITER

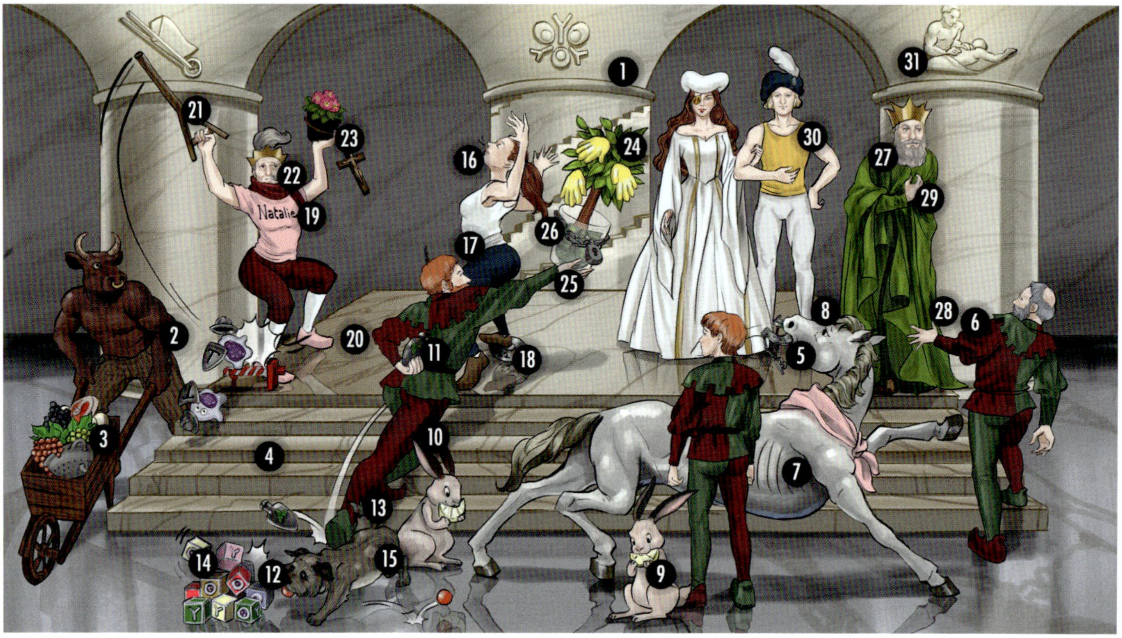


**1**

**2**

**3**

**4**

**5**

**6**

**7**

8

9

10

11

12

13

14

15

16

17

18

19

20

21

22

23

24

25

26

27

28

29

30

31

# Migräne

MADAME MORENA UND IHRE MORÄNEN

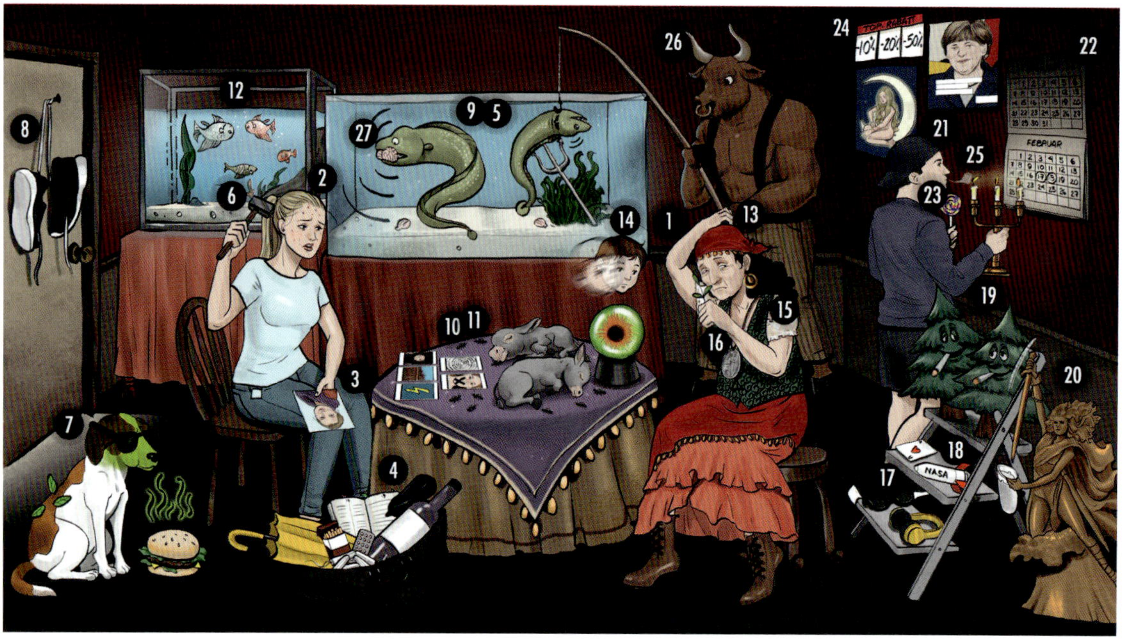


**1**

**2**

**3**

**4**

**5**

**6**

7

8

9

10

11

12

13

14

15

16

17

18

19

20

21

22

23

24

25

26

27

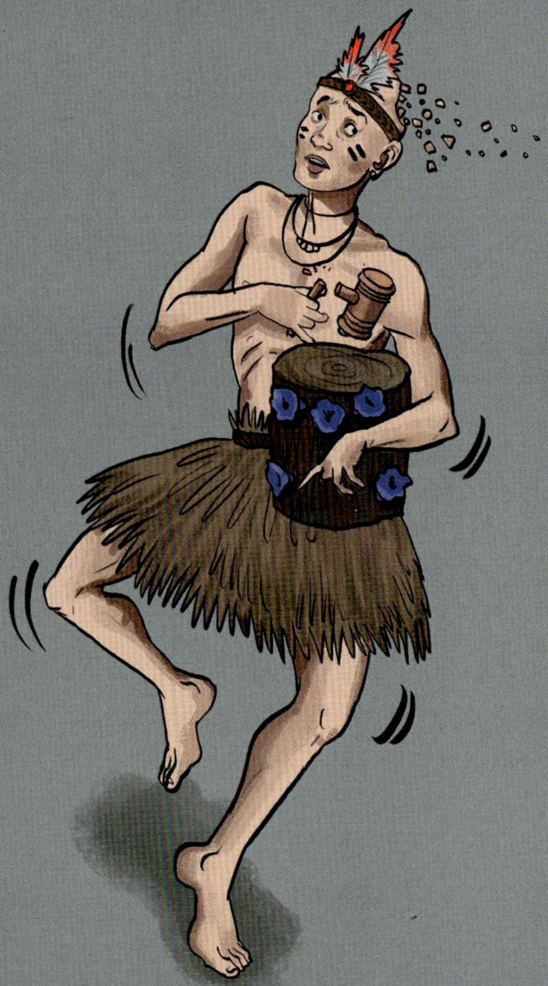

# Bewegungs- und Koordinationsstörungen

# Chorea Huntington

'Hunting-Tom' in Korea: Jagd auf das Cag-Cag-Tier

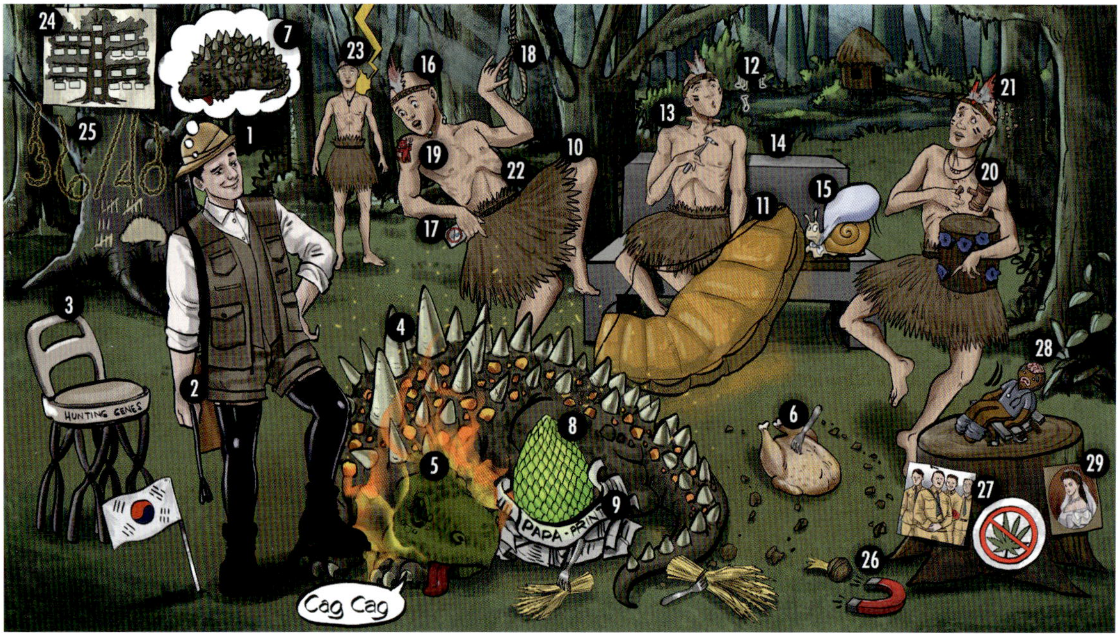


**1**

**2**

**3**

**4**

**5**

**6**

7

8

9

10

11

12

13

14

15

16

17

18

19

20

21

22

23

24

25

26

27

28

29

# Morbus Parkinson

So viel Dope gab es noch nie im Park

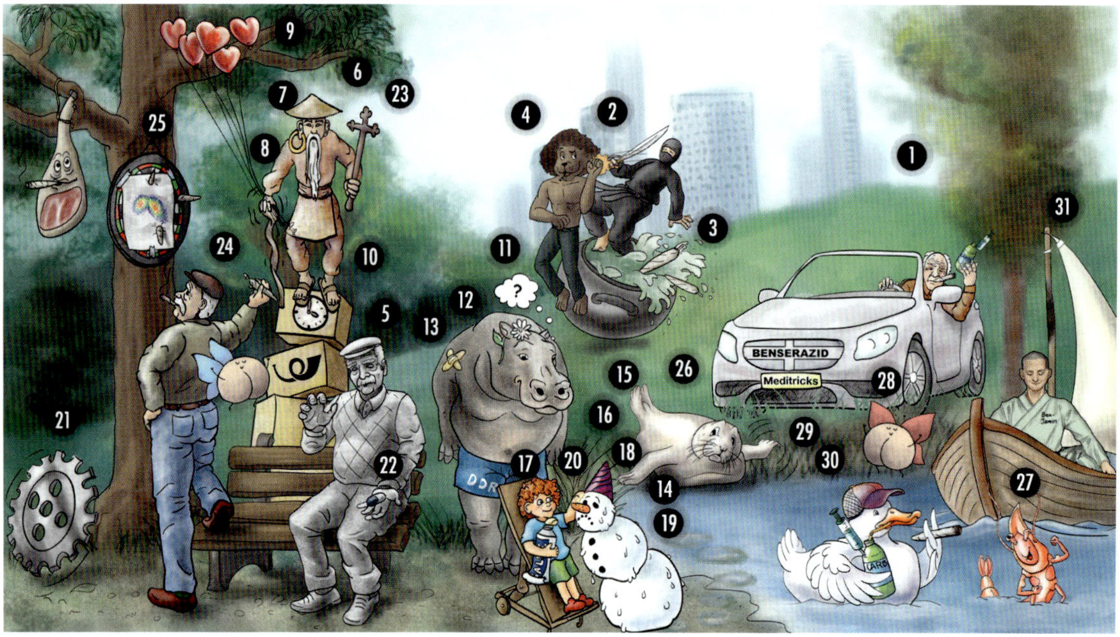


1

2

3

4

5

6

7

8

9

10

11

12

13

14

15

16

17

18

19

20

21

22

23

24

25

26

27

28

29

30

31

# Myasthenia gravis

## Mias gravierendes Tennistunier

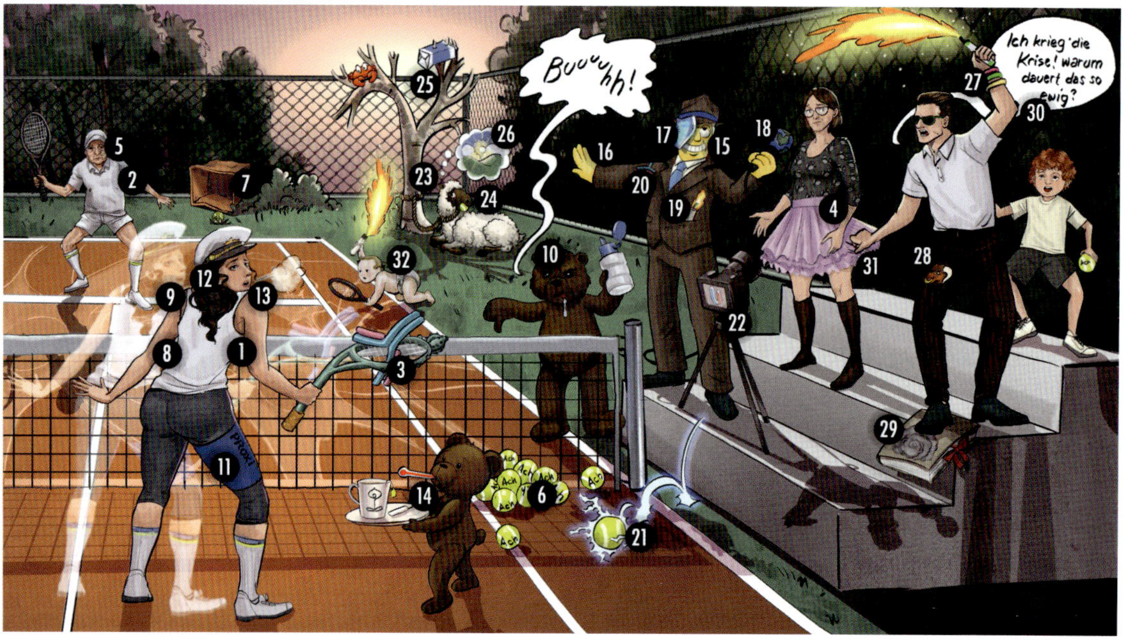


1

2

3

4

5

6

7

# **Restless-Legs** RLS

## Dämonen plagen die Beine der Schlafenden

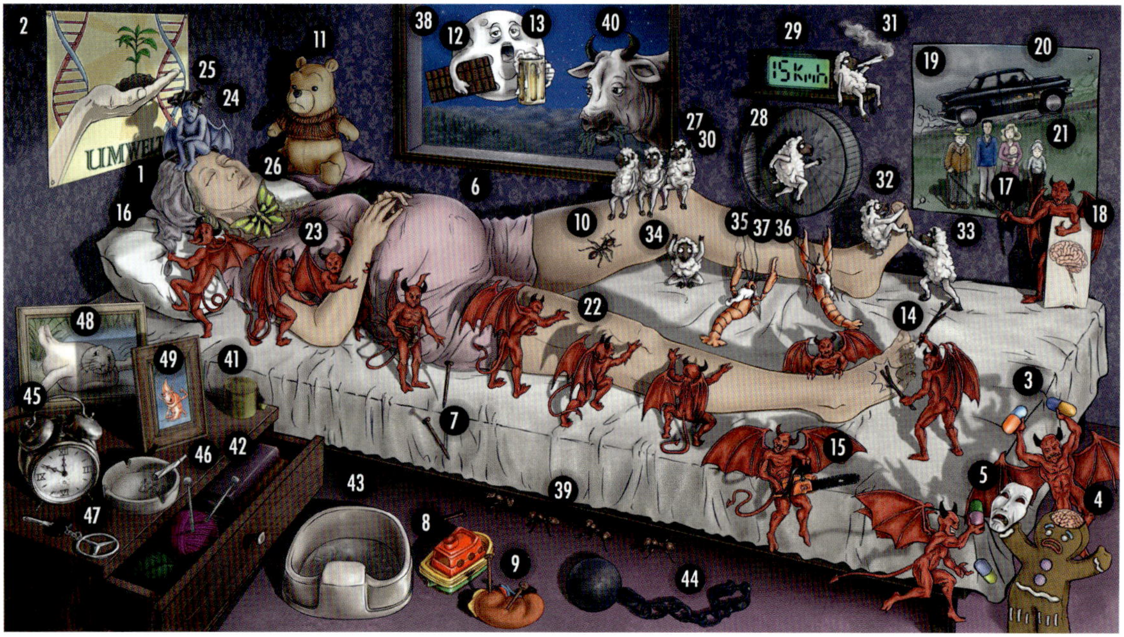


**1**

**2**

**3**

**4**

**5**

**6**

# **Restless-Legs** RLS

## DÄMONEN PLAGEN DIE BEINE DER SCHLAFENDEN

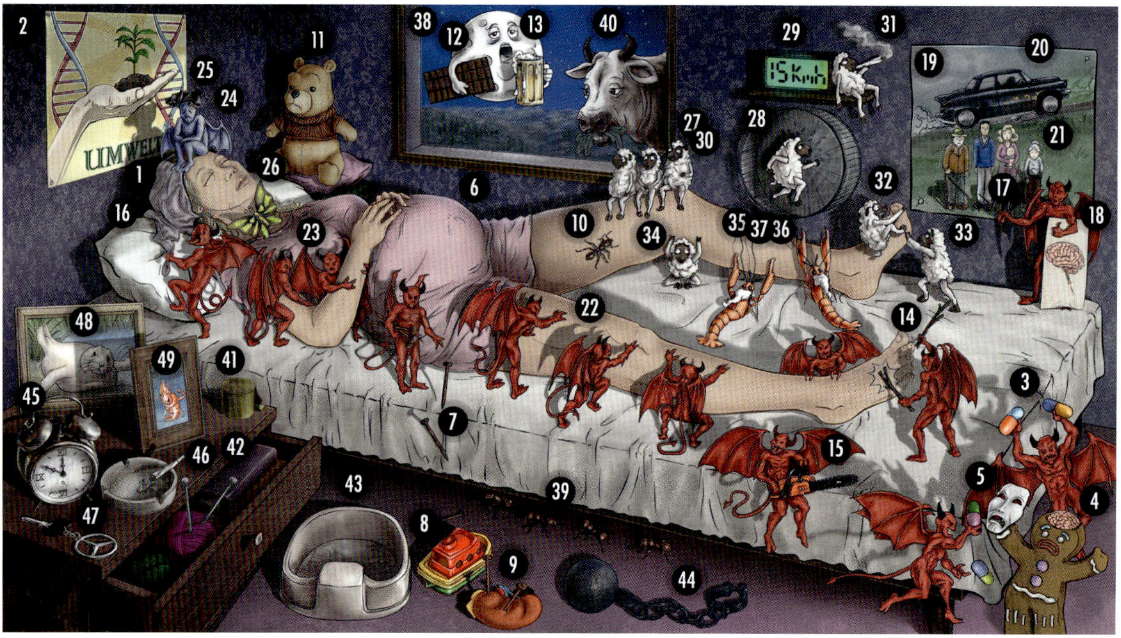

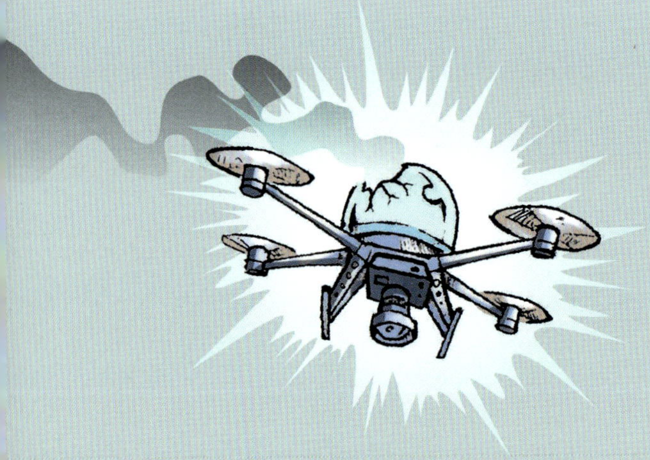

# Erkrankungen von Muskel und Nerv

# **Amyotrophe Lateralsklerose** ALS

DER ARME AAL-FISCHER HAT MÜHE AN DER LEITER

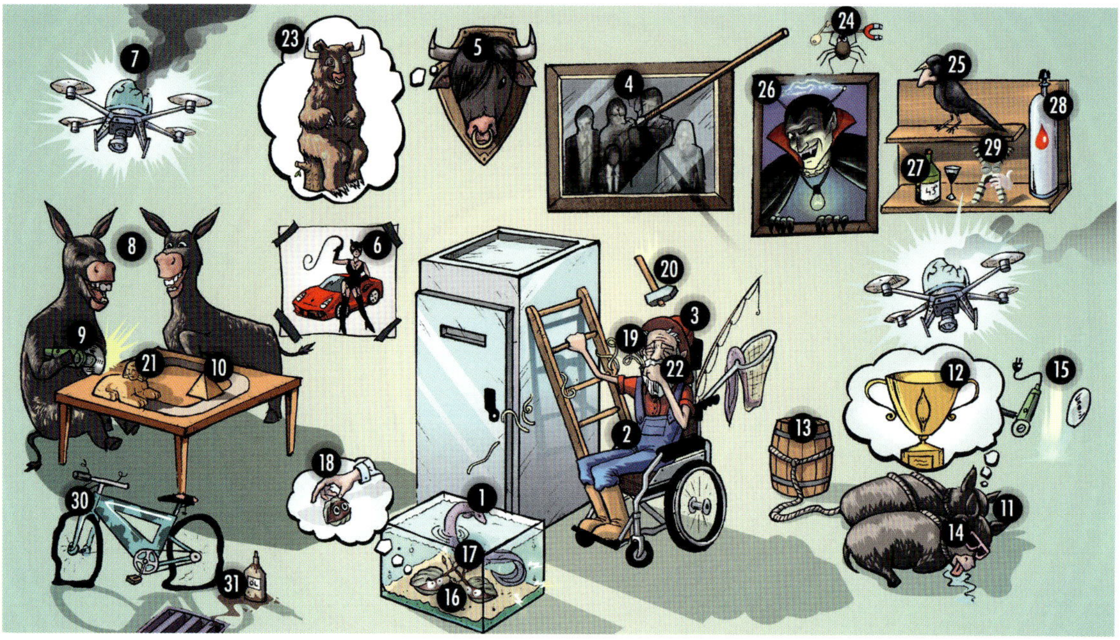


**1**

**2**

**3**

**4**

**5**

**6**

**7**

8

9

10

11

12

13

14

15

16

17

18

19

20

21

22

23

24

25

26

27

28

29

30

31

# **Guillain-Barre-Syndrom** GBS

JULIAN DER LIEDERMACHER ÜBT BARRÉ-GRIFFE

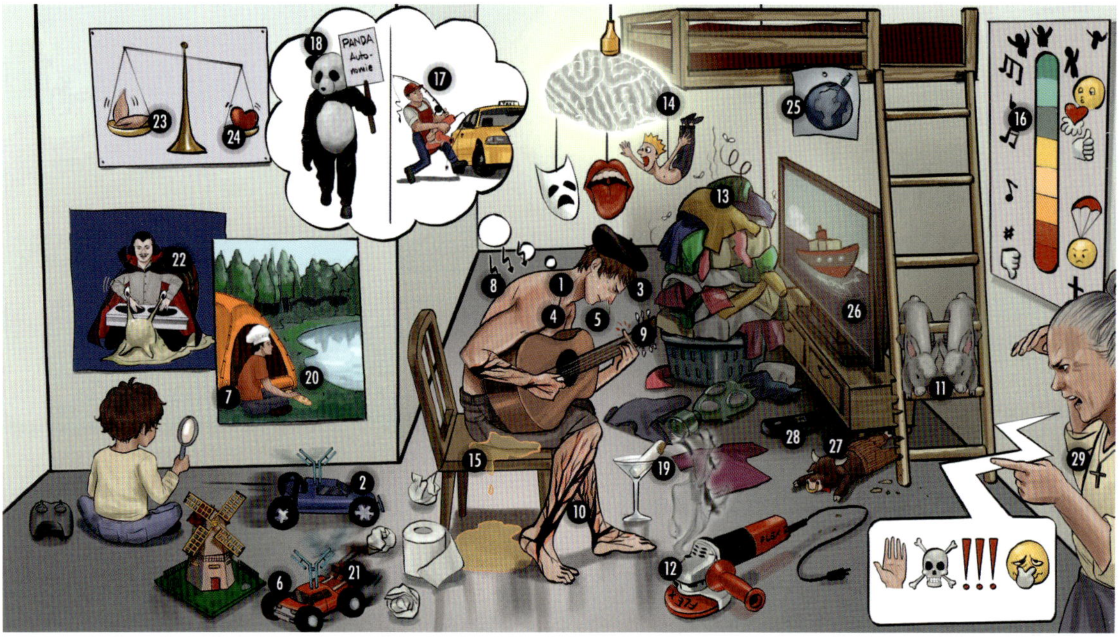


**1**

**2**

**3**

**4**

**5**

**6**

# **Muskeldystrophien** Duchenne & Becker

"BADEBECKEN-KINDER" ANS DUSCHEN GEWÖHNEN?

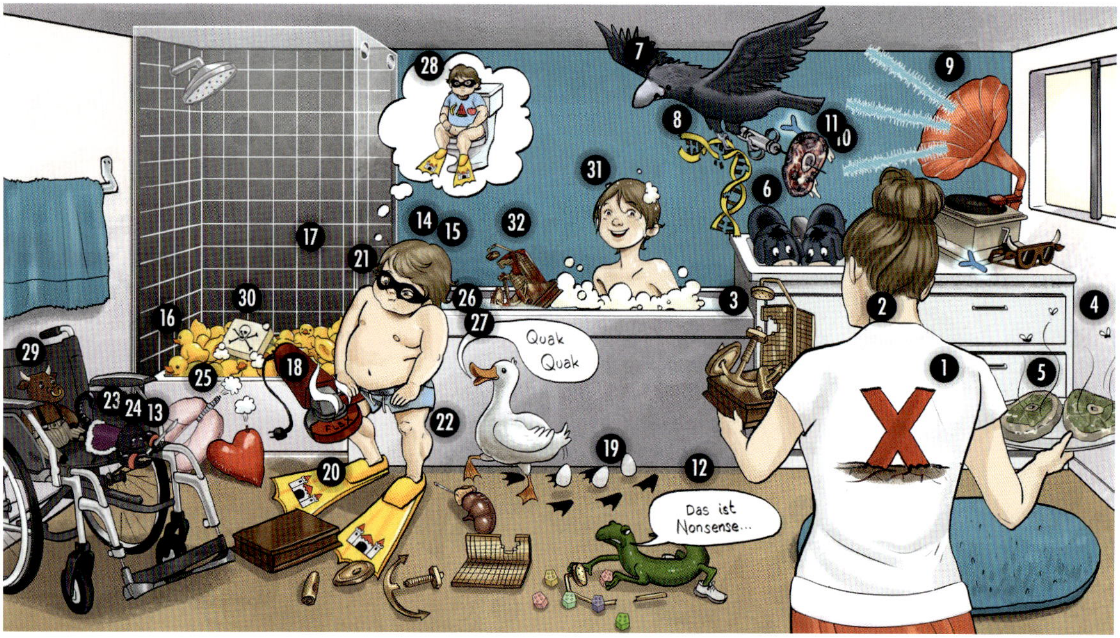


**1**

**2**

**3**

**4**

**5**

**6**

**7**

# Myotone Dystrophie Typ 1 Curschmann-Steinert

DEMETER'S KURSCHATTEN

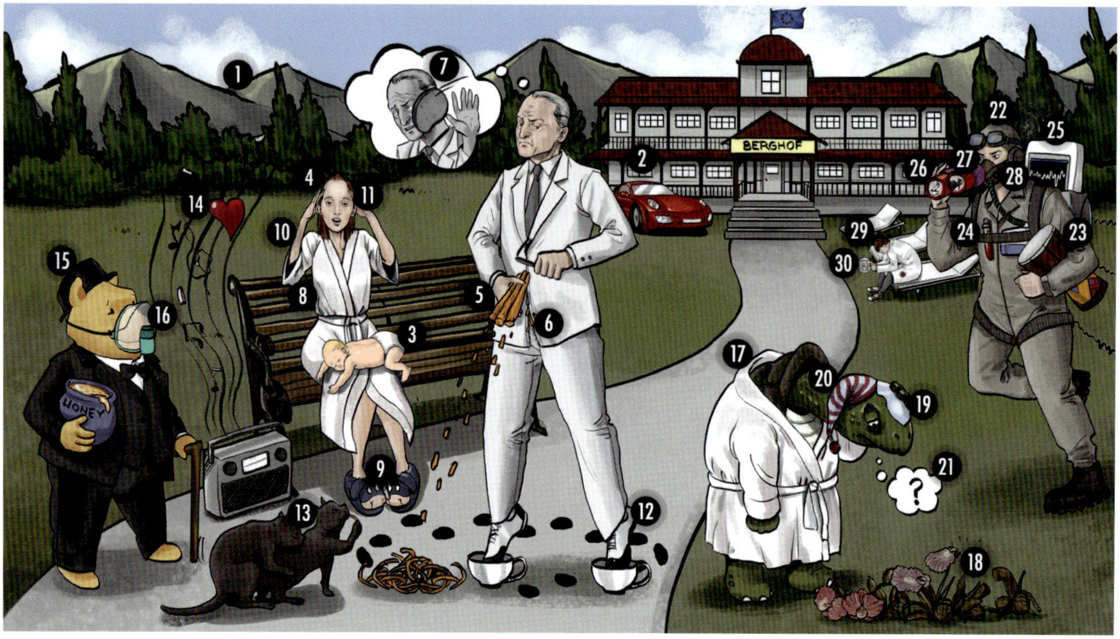


**1**

**2**

**3**

**4**

**5**

**6**

**7**

8

9

10

11

12

13

14

15

16

17

18

19

20

21

22

23

24

25

26

27

28

29

30

# Myotone Dystrophie Typ 2 PROMM

## Unerwartete Ankunft eines Promis

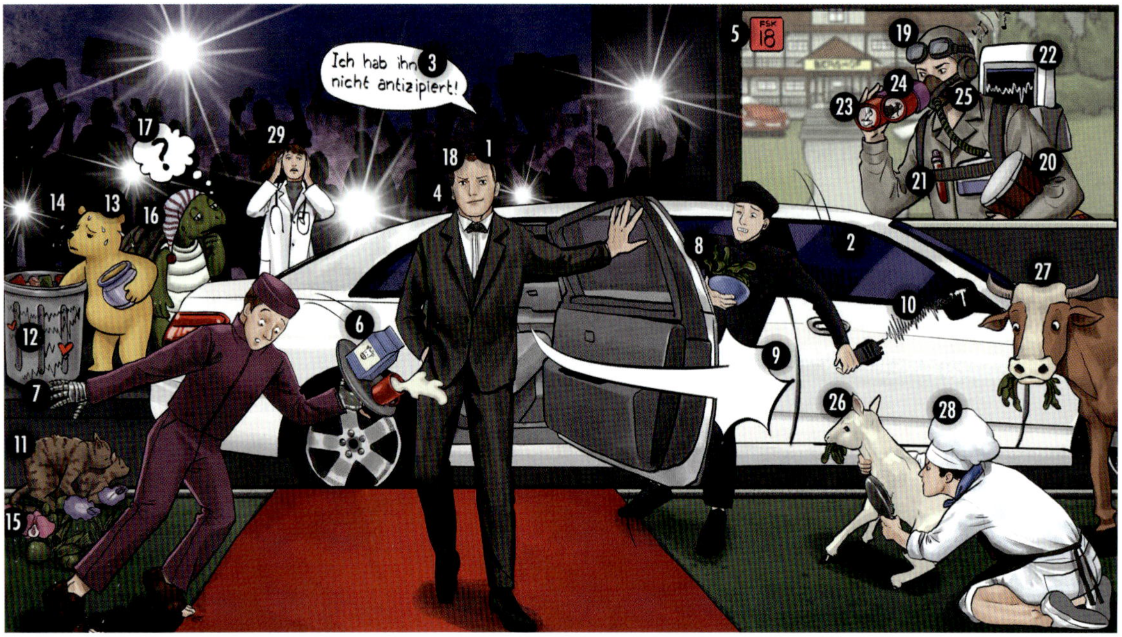


**1**

**2**

**3**

**4**

**5**

**6**

# **Myotonia congenita** Thomsen, Becker, Eulenburg

## THOMSEN UND SEIN BÄCKERBRUDER AUF DEM WEG ZUR EULENBURG

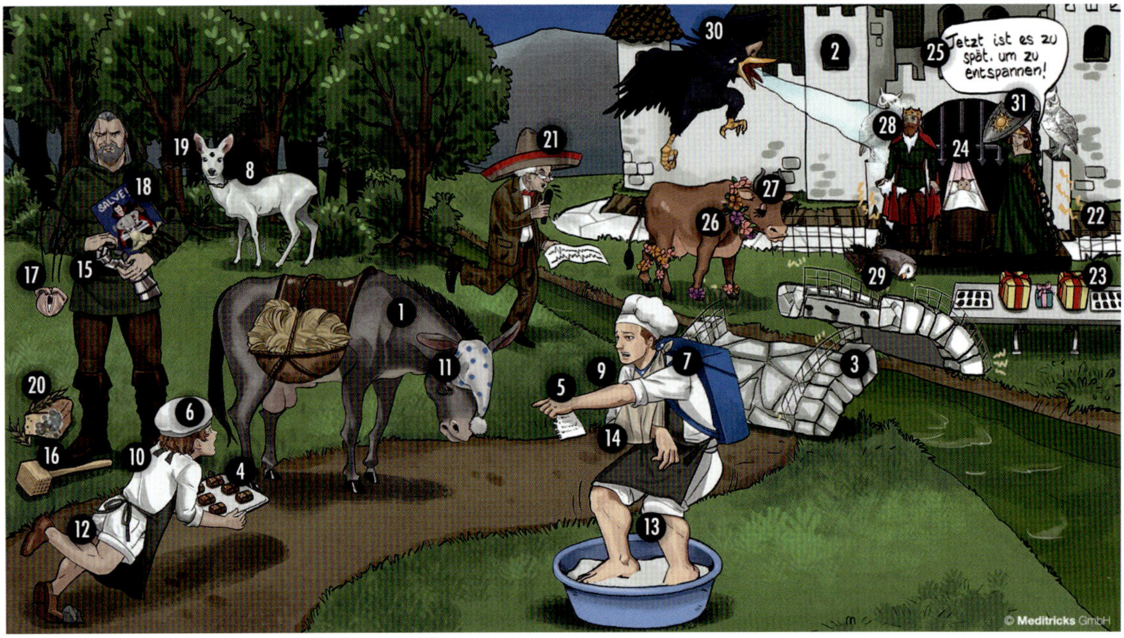


**1**

**2**

**3**

**4**

**5**

**6**

**7**

**8**

**9**

**10**

**11**

**12**

**13**

**14**

**15**

**16**

**17**

**18**

**19**

**20**

**21**

**22**

**23**

**24**

**25**

**26**

**27**

**28**

**29**

**30**

**31**

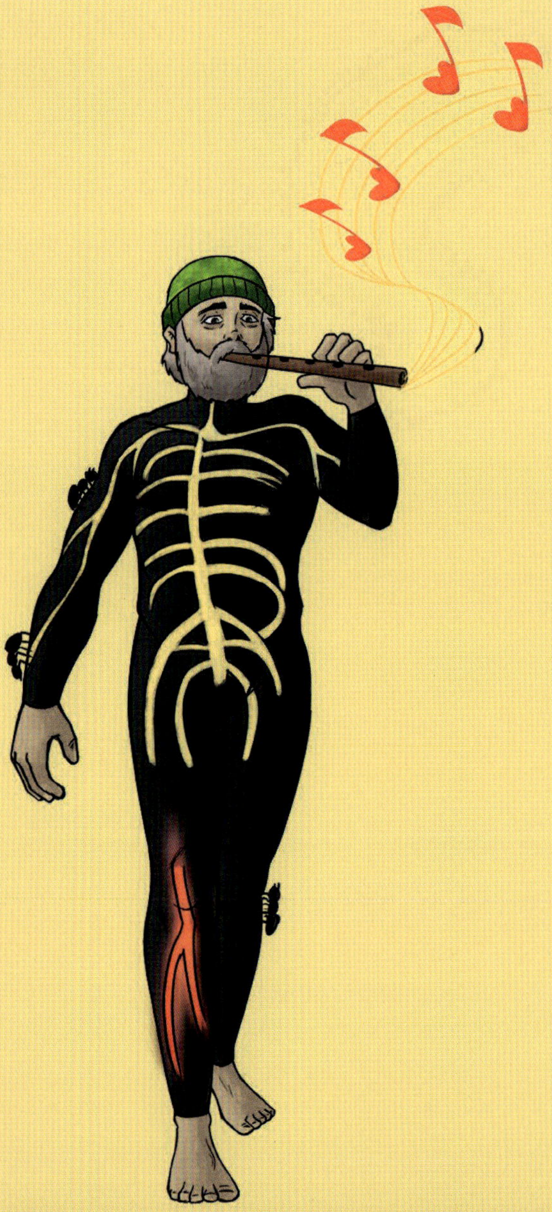

# Neurologische Infektionserkrankungen

# **Borreliose** Stadien & Klinik

WILDER NATURBURSCHE MIT FASS, (BARREL, ENGL. „FASS")

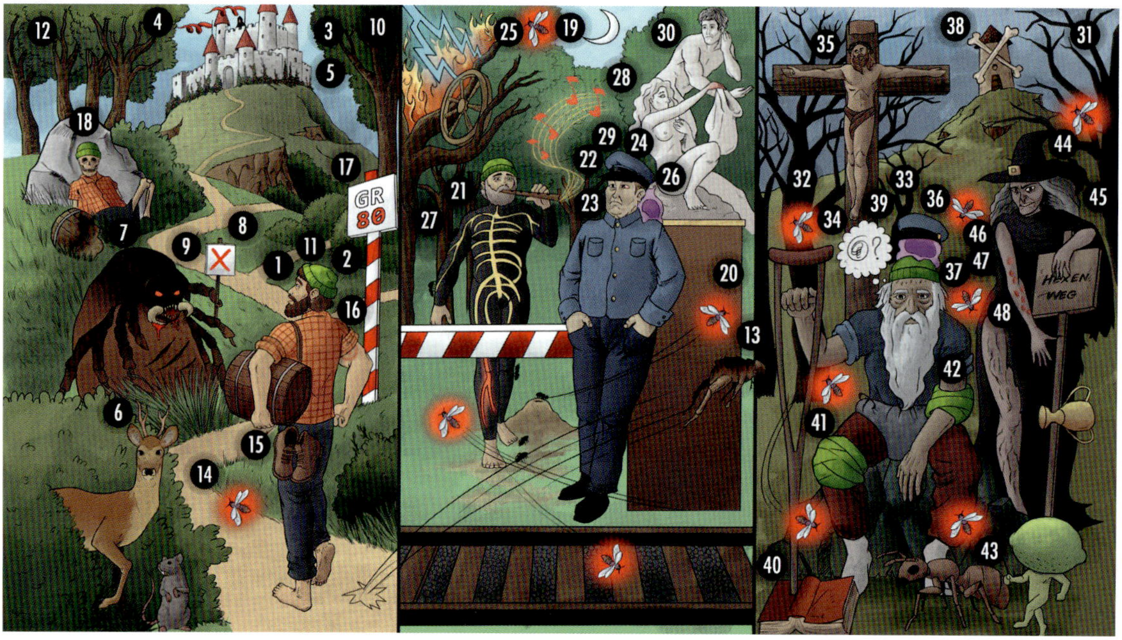

# **Borreliose** Stadien & Klinik

WILDER NATURBURSCHE MIT FASS, (BARREL, ENGL. „FASS")

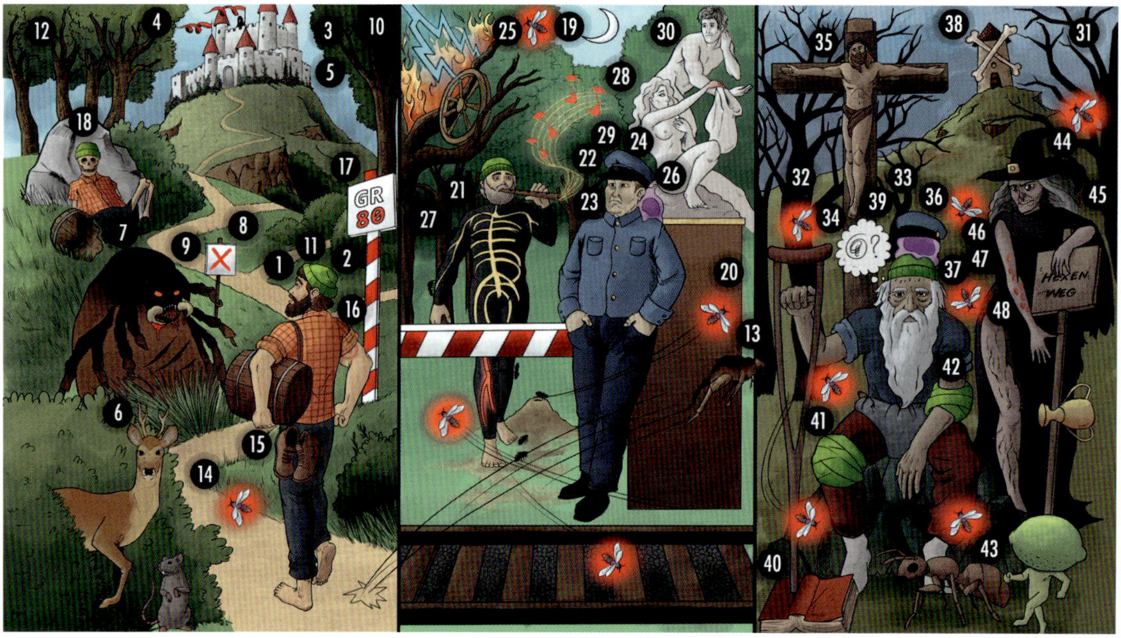

26

27

28

29

30

31

32

33

34

35

36

37

38

39

40

41

42

43

44

45

46

47

48

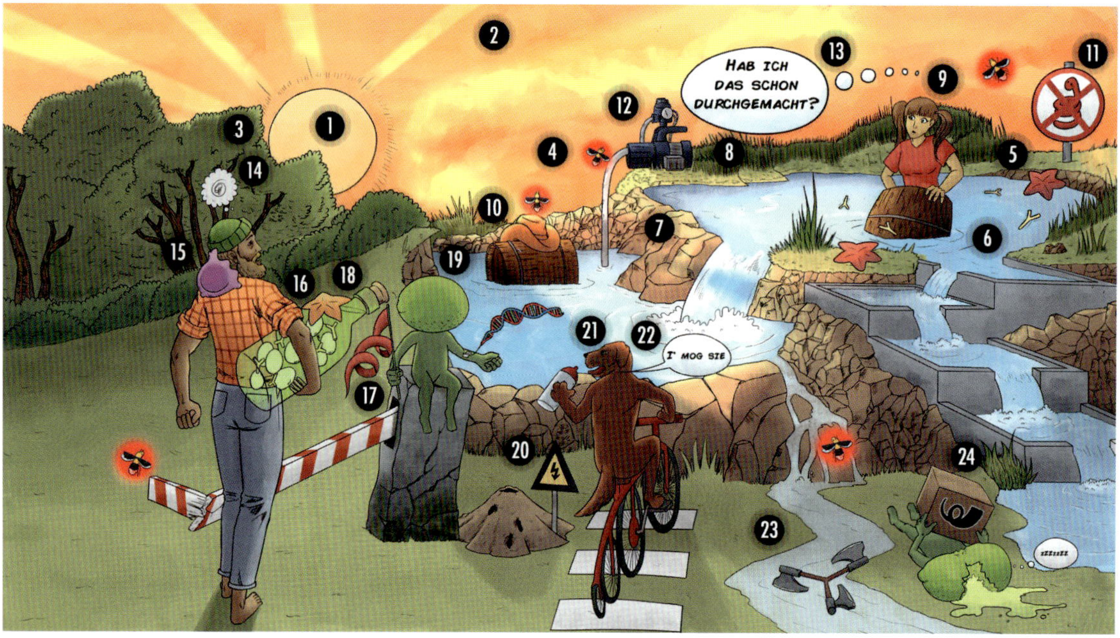
HAB ICH DAS SCHON DURCHGEMACHT?
I' MOG SIE
zzzzzz
1
2
3
4
5
6
7
8
9
10
11
12
13
14
15
16
17
18
19
20
21
22
23
24

**1**

**2**

**3**

**4**

**5**

# **Herpes-simplex-Enzephalitis** HSV-Enzephalitis

## Der Schutzengel mit Harfe

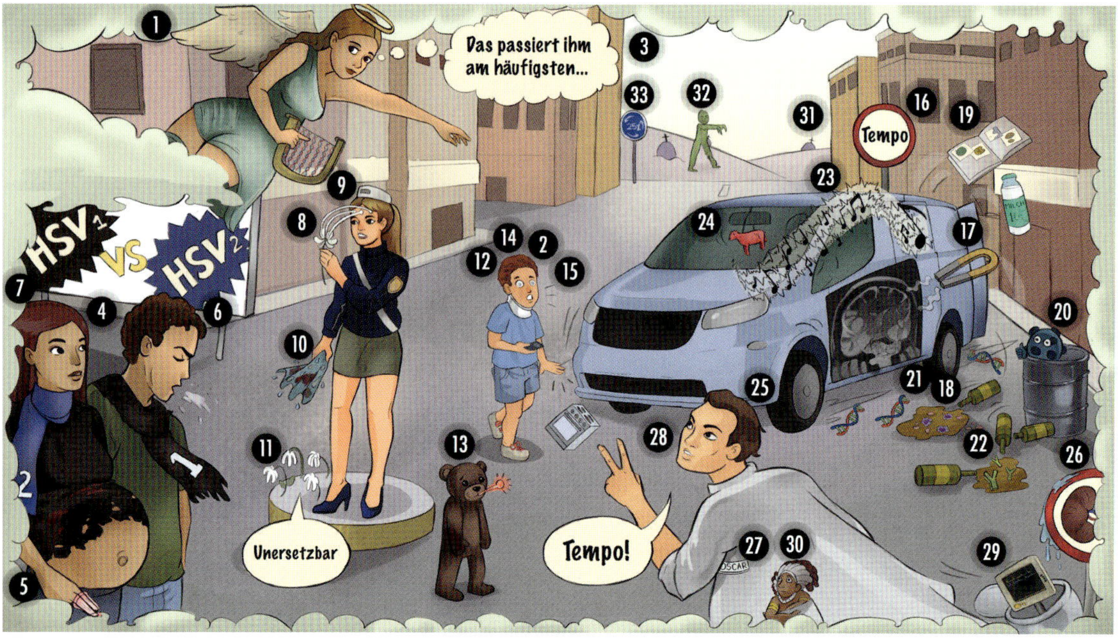


**1**

**2**

**3**

**4**

**5**

**6**

**7**

**8**

# Herpes-simplex-Virus 1 & 2 HSV 1& 2

HSV1 SPIELT GEGEN HSV2

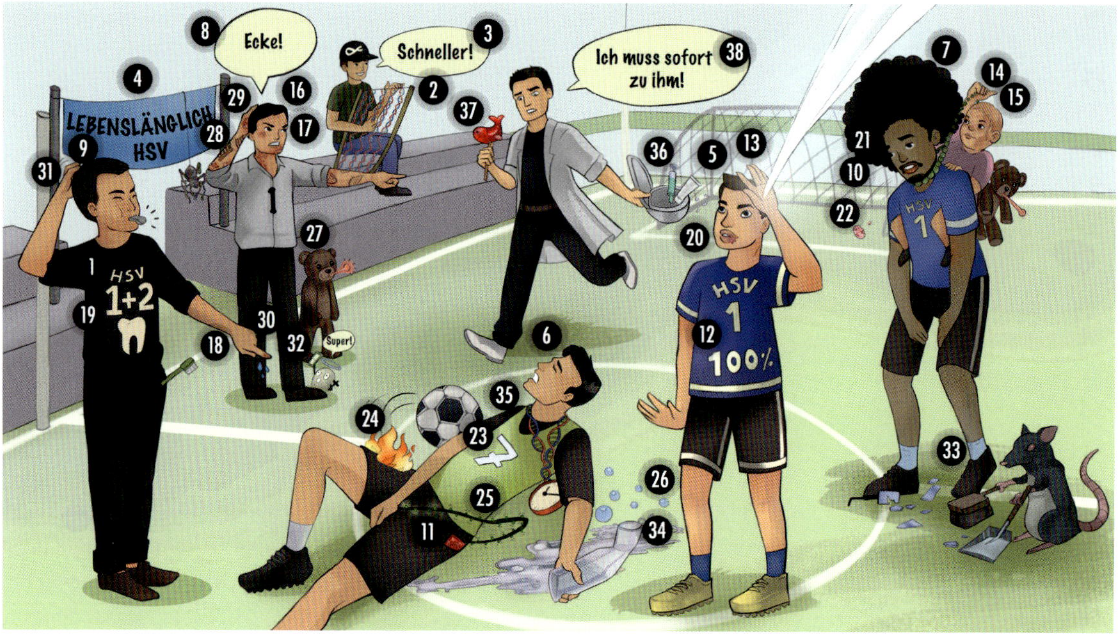

1

2

3

4

5

6

7

8

9

10

11

12

13

14

15

16

17

18

19

1/2

# **Herpes-simplex-Virus 1 & 2** HSV 1 & 2

HSV1 SPIELT GEGEN HSV2

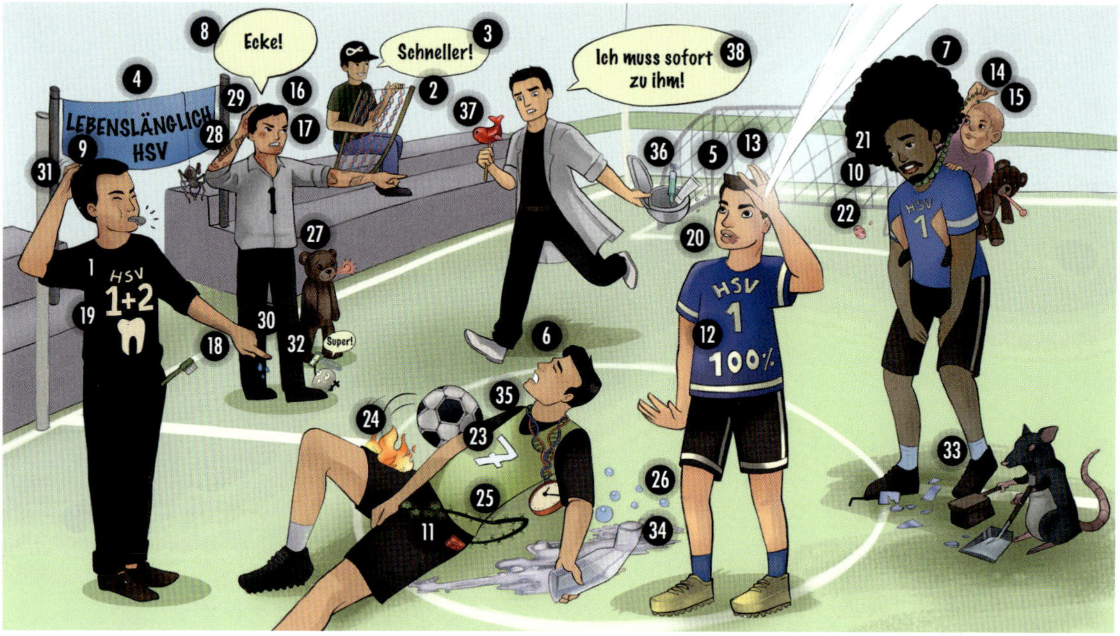

20

21

22

23

24

25

26

27

28

29

30

31

32

33

34

35

36

37

38

# **Frühsommer-Meningoenzephalitis** FSME

## Rotkäppchen und die böse Zecke

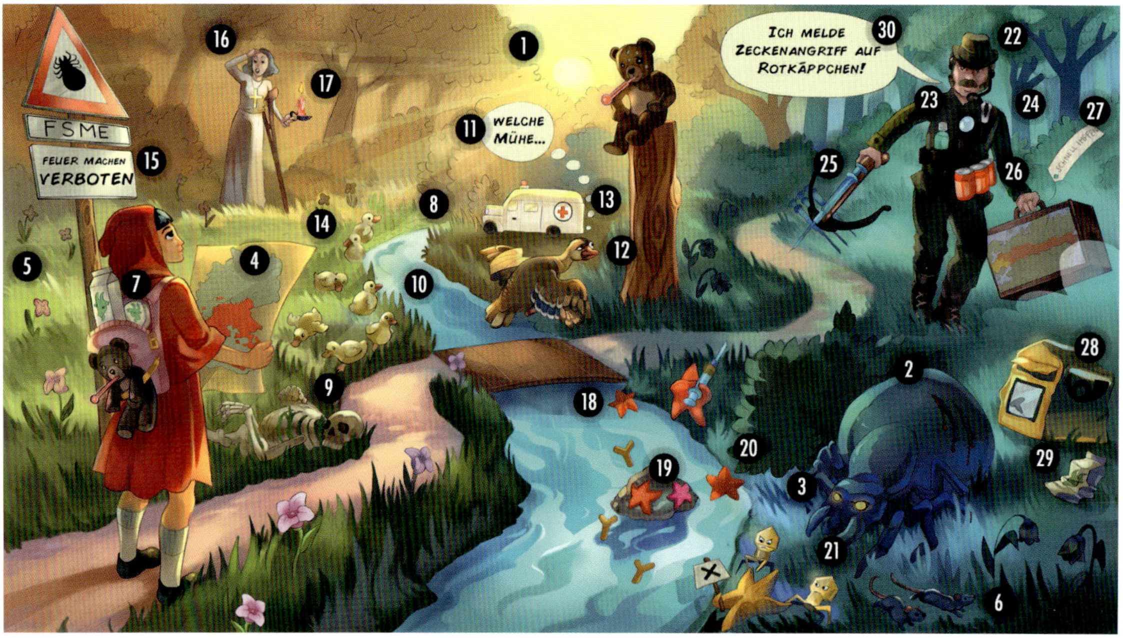


**1**

**2**

**3**

**4**

**5**

**6**

**7**

# **Polio** Kinderlähmung

## Gelähmte Kinder

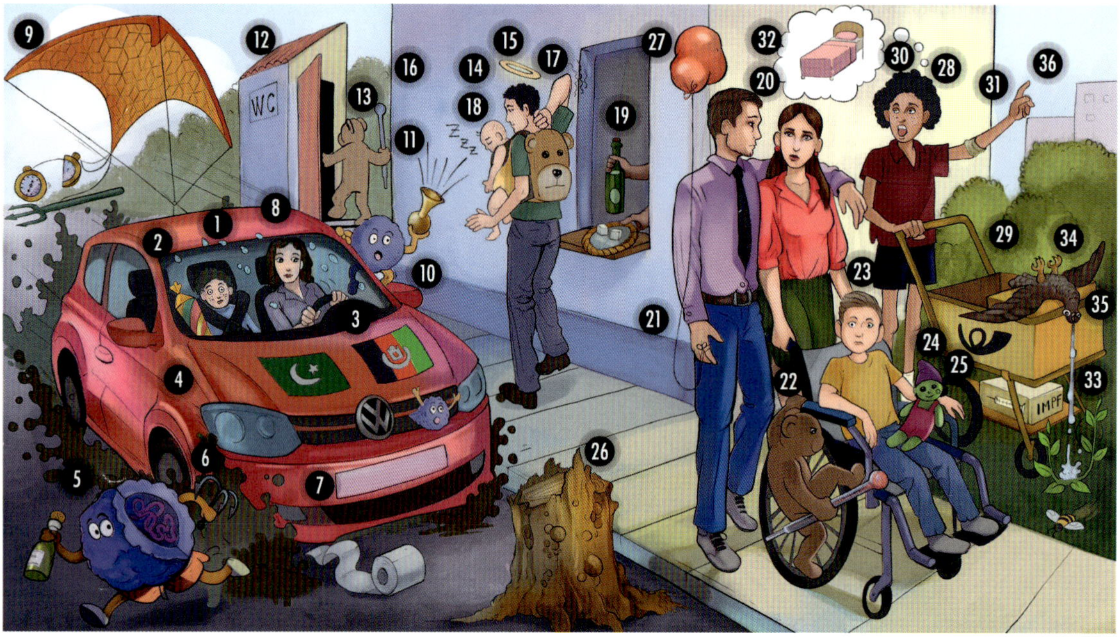

# **Polio** Kinderlähmung

## GELÄHMTE KINDER

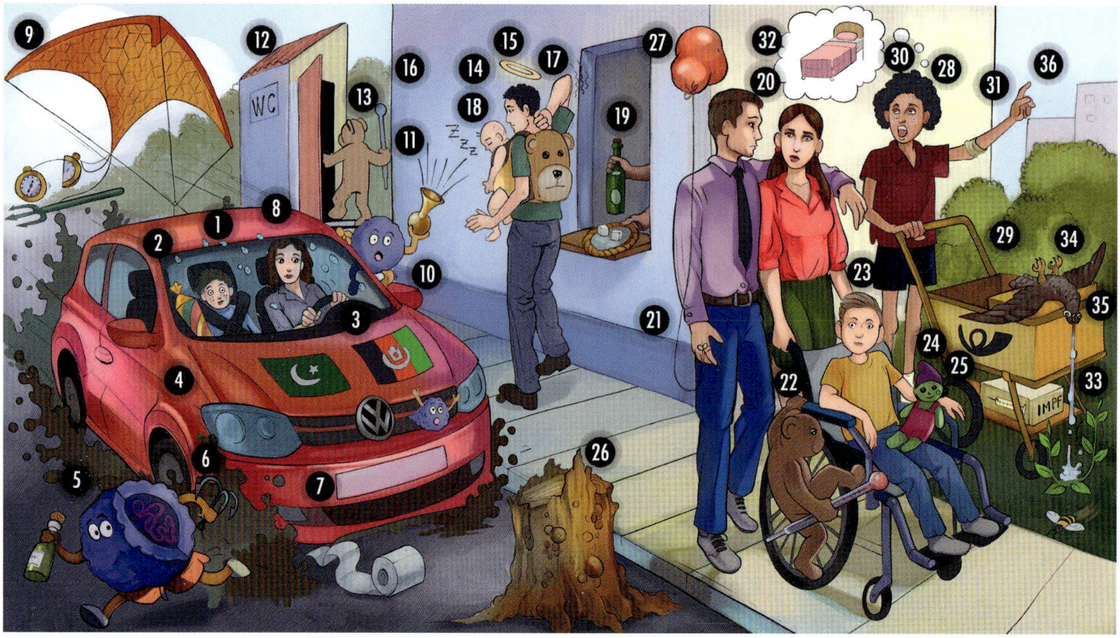

# **Tollwut** Rabies

## Die Raben und der wütende Fuchs

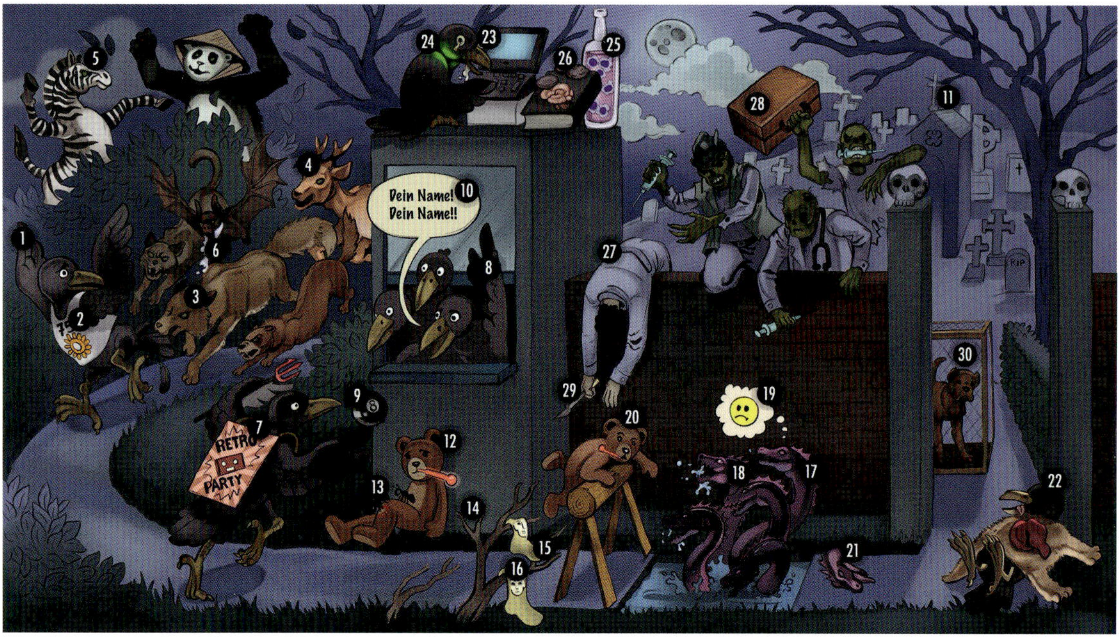


**1**

**2**

**3**

**4**

**5**

**6**

# **Toxoplasmose** Toxoplasma gondii

## Kater Gondi bricht aus dem Gefängnis aus

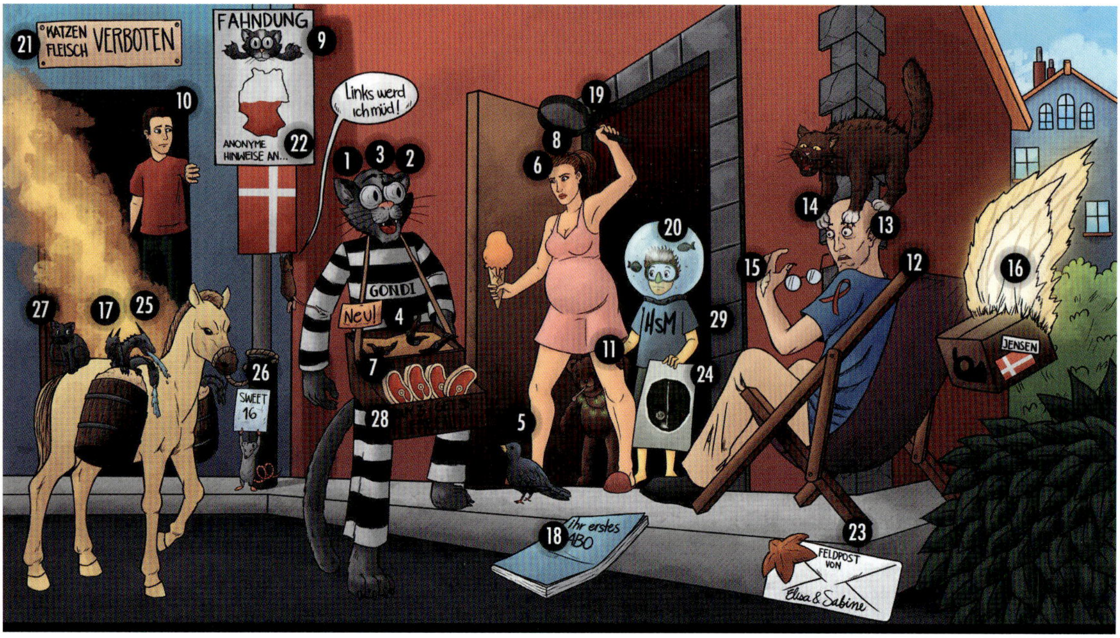


**1**

**2**

**3**

**4**

**5**

**6**

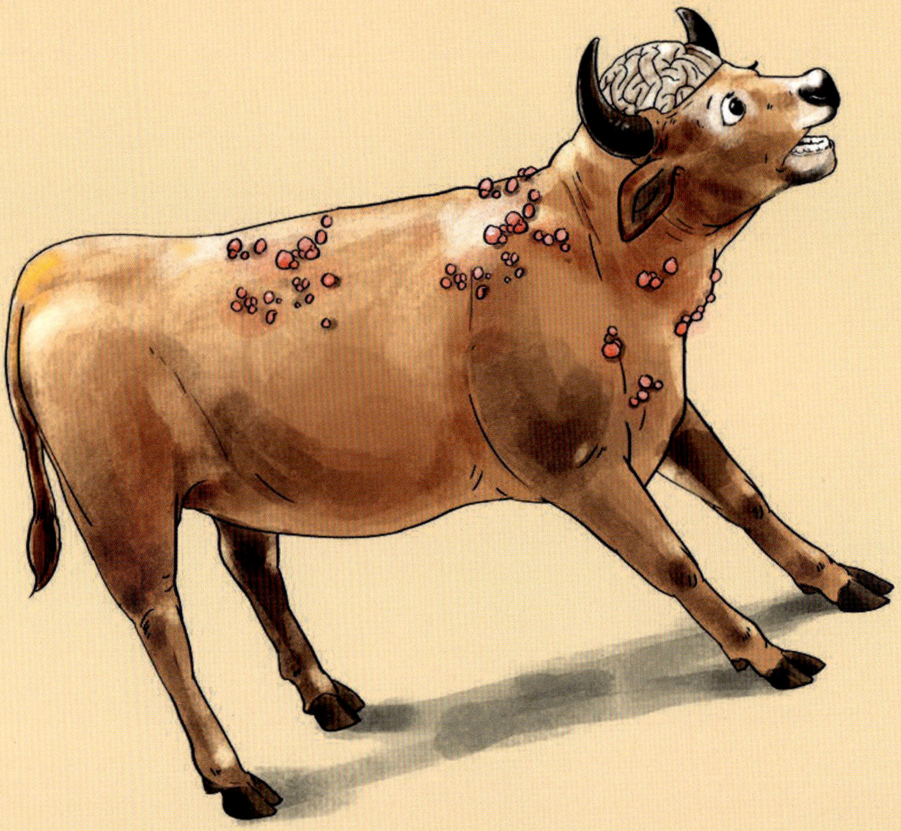

Weitere

# Neurofibromatose

## Das Abenteuer der Neurovieh-Matrosen

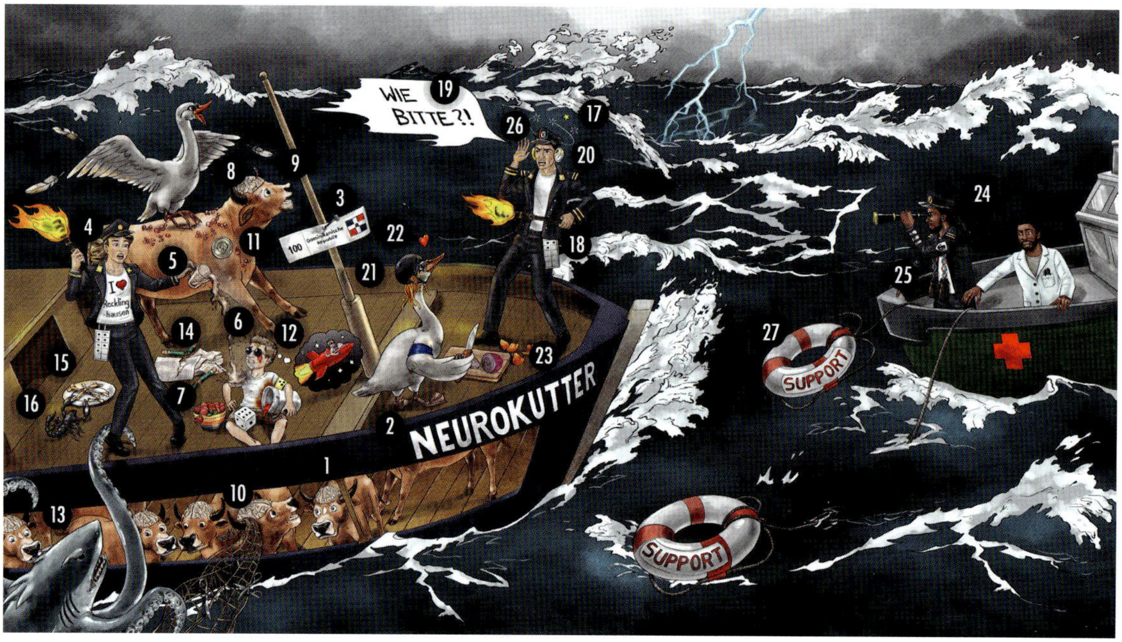


**1**

**2**

**3**

**4**

**5**

**6**

7

8

9

10

11

12

13

14

15

16

17

18

19

20

21

22

23

24

25

26

27

# **Atopische Dermatitis** Neurodermitis

DER MATTIS MIT DEN NEUEN ROTEN TERMITEN

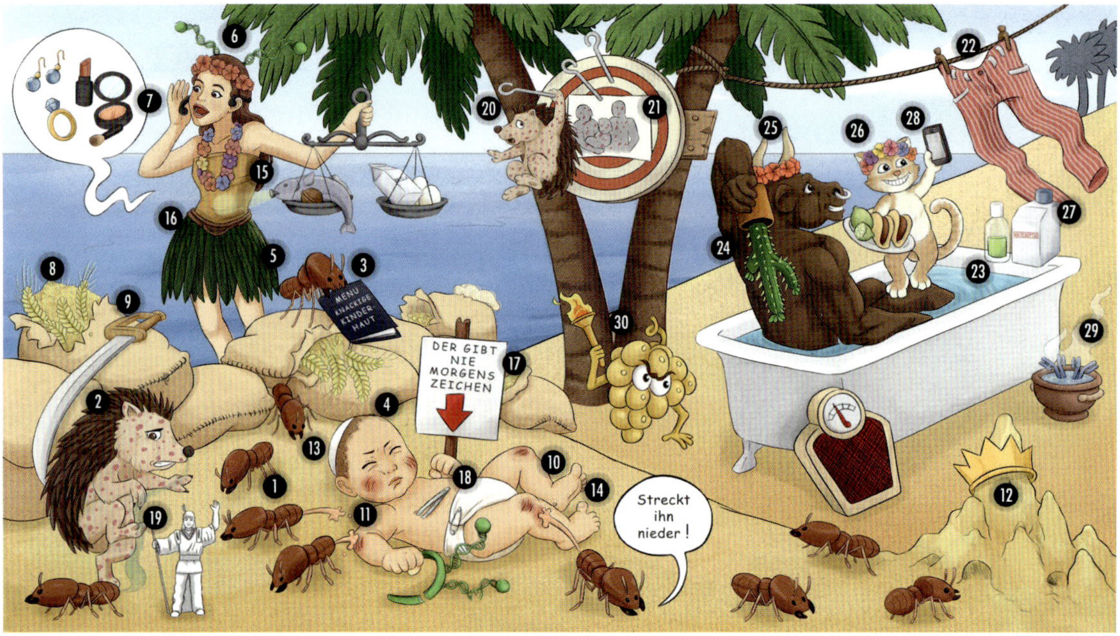


**1**

**2**

**3**

**4**

**5**

**6**

**7**

**8**

**9**

**10**

**11**

**12**

**13**

**14**

**15**

**16**

**17**

**18**

**19**

**20**

**21**

**22**

**23**

**24**

**25**

**26**

**27**

**28**

**29**

**30**

# **Trisomie 21** Down-Syndrom

## Tristan hat eine Daunenjacke an

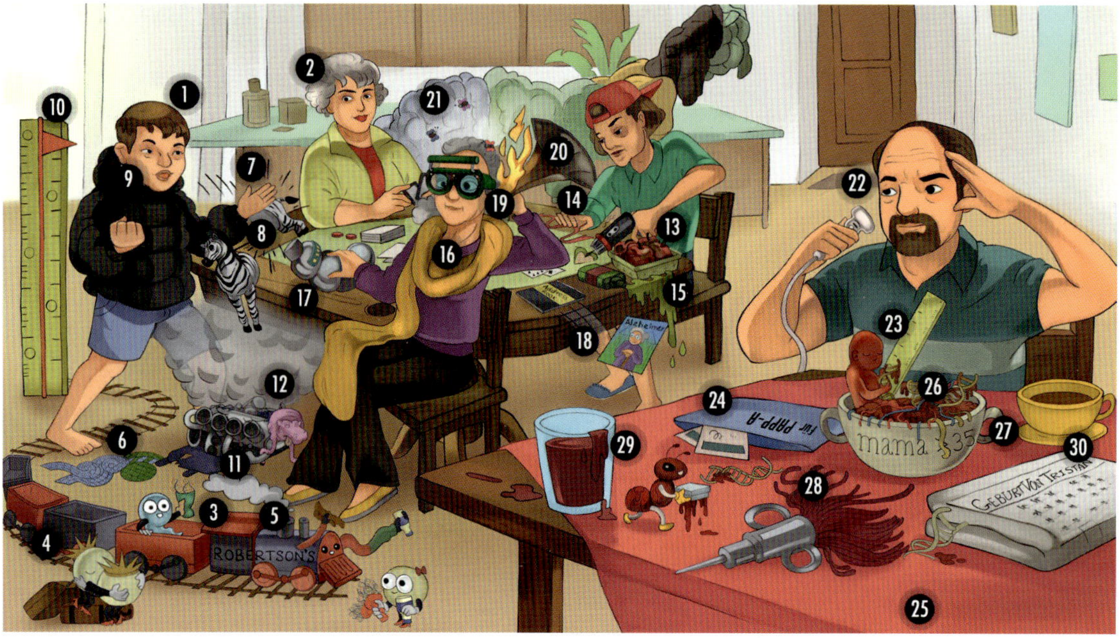


1

2

3

4

5

6

**7**

**8**

**9**

**10**

**11**

**12**

**13**

**14**

**15**

**16**

**17**

**18**

**19**

**20**

**21**

**22**

**23**

**24**

**25**

**26**

**27**

**28**

**29**

**30**

# Pemphigus vulgaris

DIE VULGÄRE PAM SUCHT TROST BEI IHREN FICUS-PFLANZEN

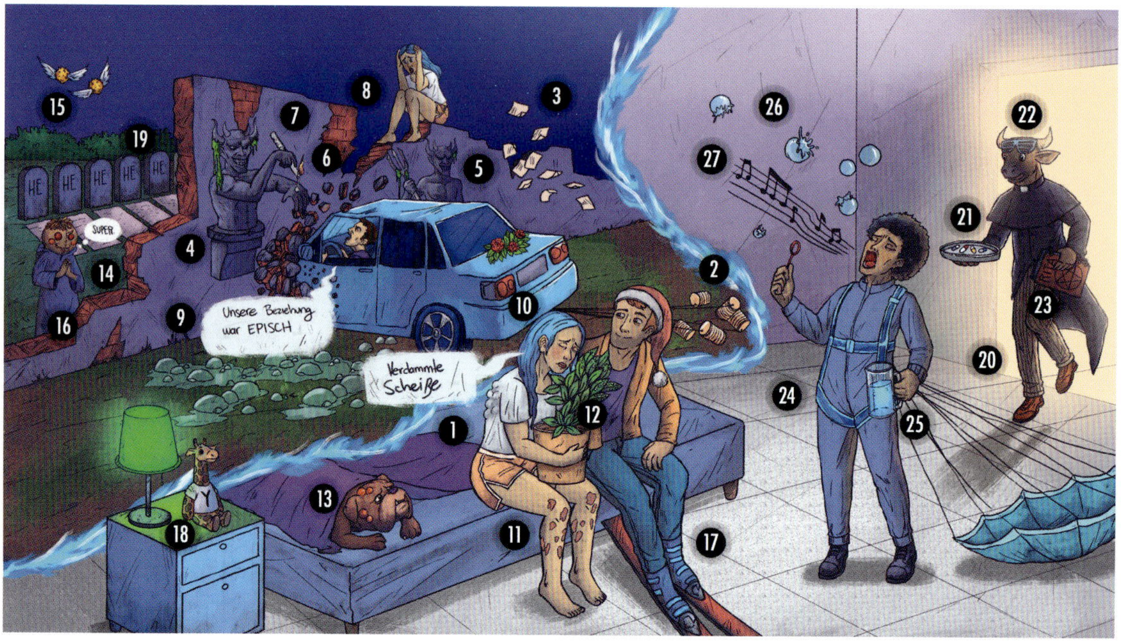


1

2

3

4

5

6

7

8

9

10

11

12

13

14

15

16

17

18

19

20

21

22

23

24

25

26

27

# Anamnese

## Das Sprechzimmer von Dr. Sorgsam

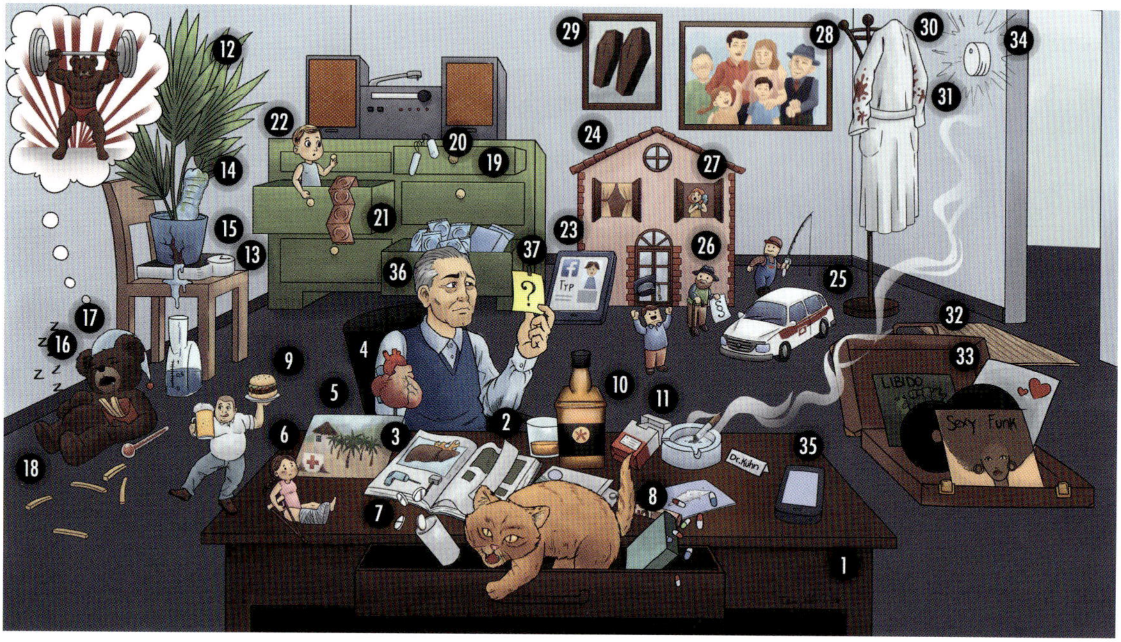


**1**

**2**

**3**

**4**

**5**

**6**

**7**

**8**

**9**

**10**

11

12

13

14

15

16

17

18

19

20

21

22

23

24

25

26

27

28

29

30

31

32

33

34

35

36

37

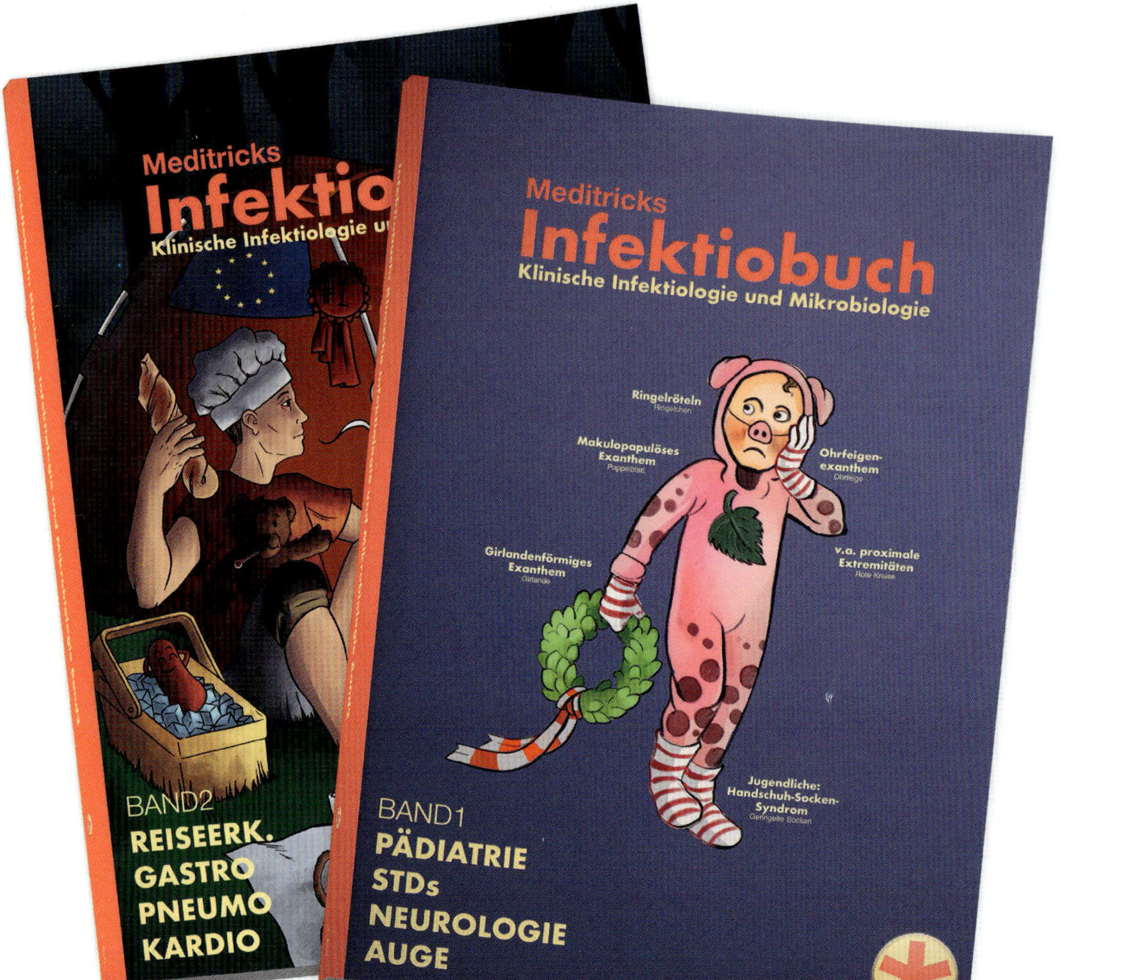
Meditricks
Infektio
Klinische Infektiologie u
BAND2
REISEERK.
GASTRO
PNEUMO
KARDIO
Meditricks
Infektiobuch
Klinische Infektiologie und Mikrobiologie
Ringelröteln
Makulopapulöses Exanthem
Ohrfeigen-exanthem
Girlandenförmiges Exanthem
v.a. proximale Extremitäten
Jugendliche: Handschuh-Socken-Syndrom
BAND1
PÄDIATRIE
STDs
NEUROLOGIE
AUGE

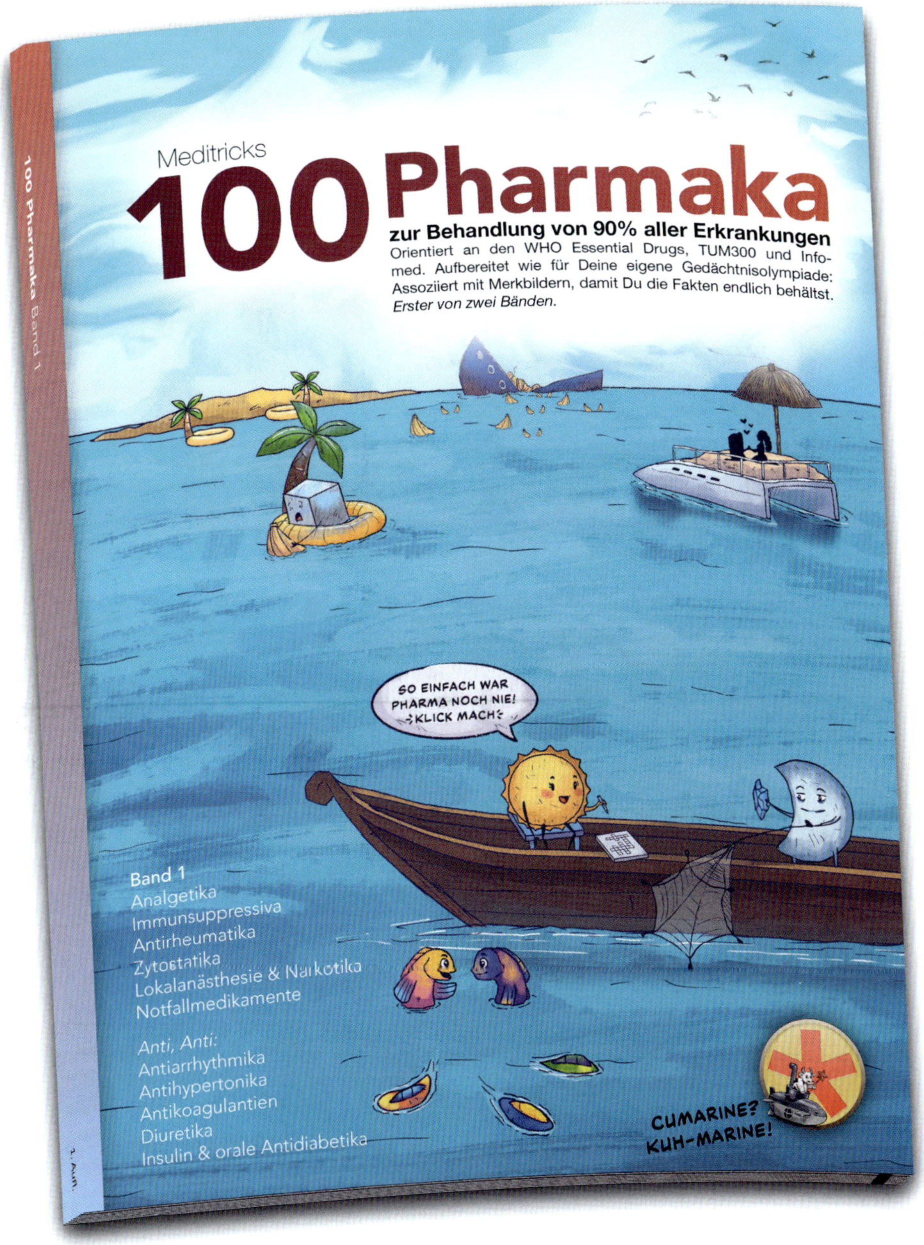


meditricks.de/***p100***

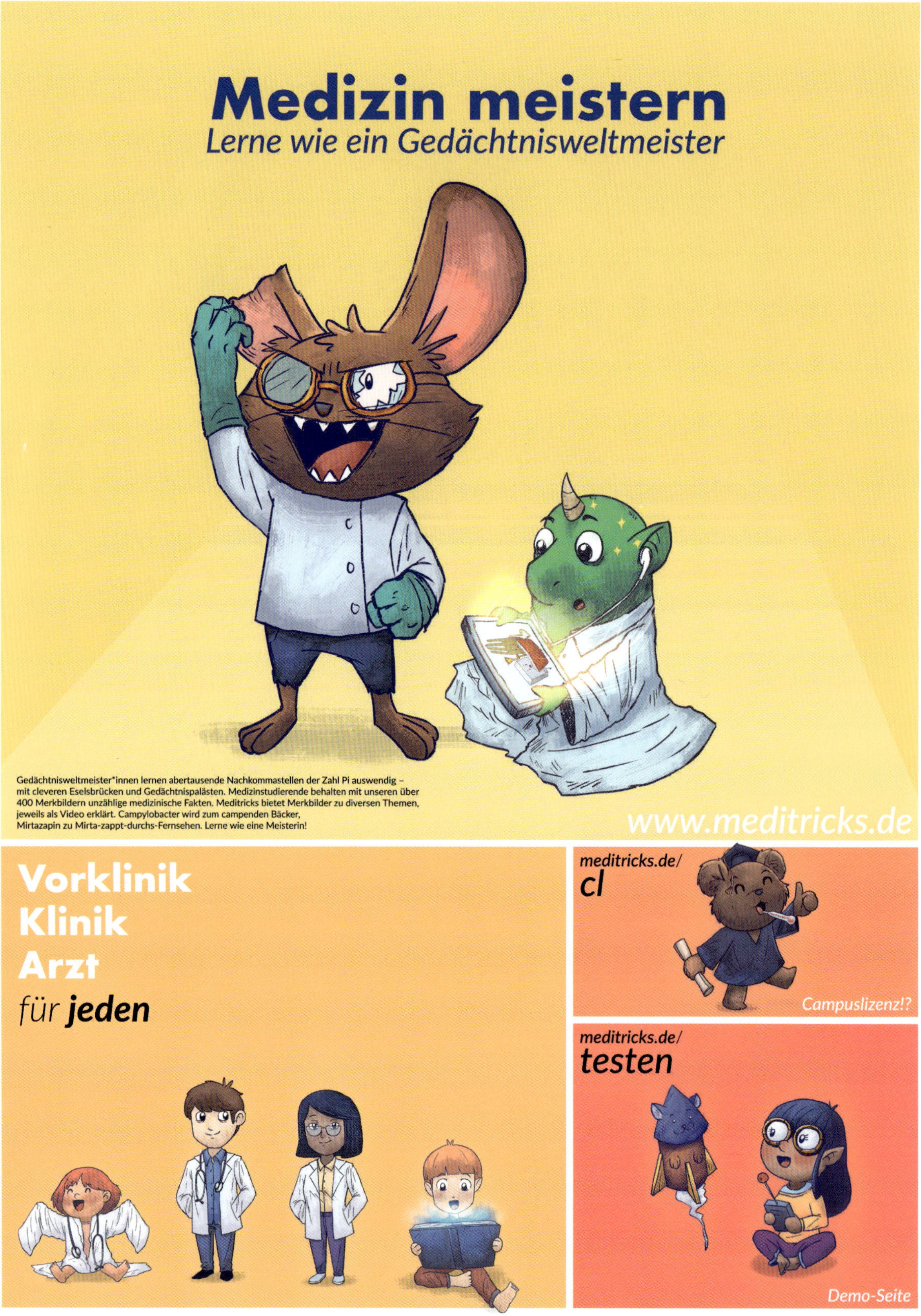
Medizin meistern
Lerne wie ein Gedächtnisweltmeister
Gedächtnisweltmeister*innen lernen abertausende Nachkommastellen der Zahl Pi auswendig – mit cleveren Eselsbrücken und Gedächtnispalästen. Medizinstudierende behalten mit unseren über 400 Merkbildern unzählige medizinische Fakten. Meditricks bietet Merkbilder zu diversen Themen, jeweils als Video erklärt. Campylobacter wird zum campenden Bäcker, Mirtazapin zu Mirta-zappt-durchs-Fernsehen. Lerne wie eine Meisterin!
www.meditricks.de
Vorklinik
Klinik
Arzt
für jeden
meditricks.de/
cl
Campuslizenz!?
meditricks.de/
testen
Demo-Seite